# NÔMADE

## NOMAD

Fernanda Kiehl
Tiago Ferraro

Editora Verso

Editora InVerso



R. Doutor Goulin, 1523 Alto da Glória
CEP 80040-280 Curitiba-PR
(41) 3254-1616 e (41) 3558-8001
editorainverso@editorainverso.com.br
www.editorainverso.com.br
Facebook.com/editorainverso
Instagram @editorainverso

**COORDENAÇÃO EDITORIAL**
Cristina Jones
Editora InVerso

**REVISÃO PORTUGUÊS-INGLÊS**
Carlos W. Jorge

**TRADUÇÃO**
Tiago Ferraro

**REVISÃO INGLÊS**
Nathan e Emma Gibbons

**CAPA, DESIGN, PROJETO GRÁFICO E ARTE-FINAL**
Adriane Baldini

DADOS INTERNACIONAIS DE CATALOGAÇÃO NA PUBLICAÇÃO (CIP)
Mona Youssef Hammoud – CRB/ 9ª 1393

K47n

KIHEL, Fernanda; FERRARO, Tiago. **Nômade = Nomad**
Curitiba: InVerso, 2019
108 p. 22 cm X 22 cm - PTBR - ING

ISBN: 978-85-5540- 223-4

1. Literatura brasileira. 2. Turismo. 3. Países da Ásia Oriental.
4. História. 5. Fotografia. 6. Cultura nômade. I. Título

CDD. 918.1

Literatura brasileira: B869 Turismo: 918.1

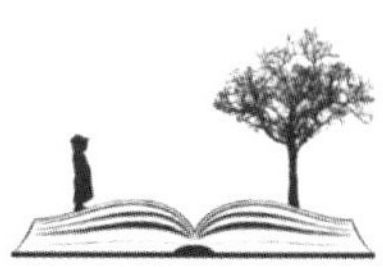

"A história da humanidade começa com o movimento de migração dos homens a partir da África.
O próprio planeta Terra está constantemente em movimento.
Somos todos nômades.
Essa é nossa verdadeira essência.
Nascemos assim e morreremos assim."

*Askhat Akibaev, idealizador do World Nomad Games*

"The history of the humankind begins with the migration of the men from Africa.
Our planet is constantly moving.
We are all nomads.
This is our true essence.
We were born this way
And we will die this way."

*Askhat Akibaev, creator of the World Nomad Games*

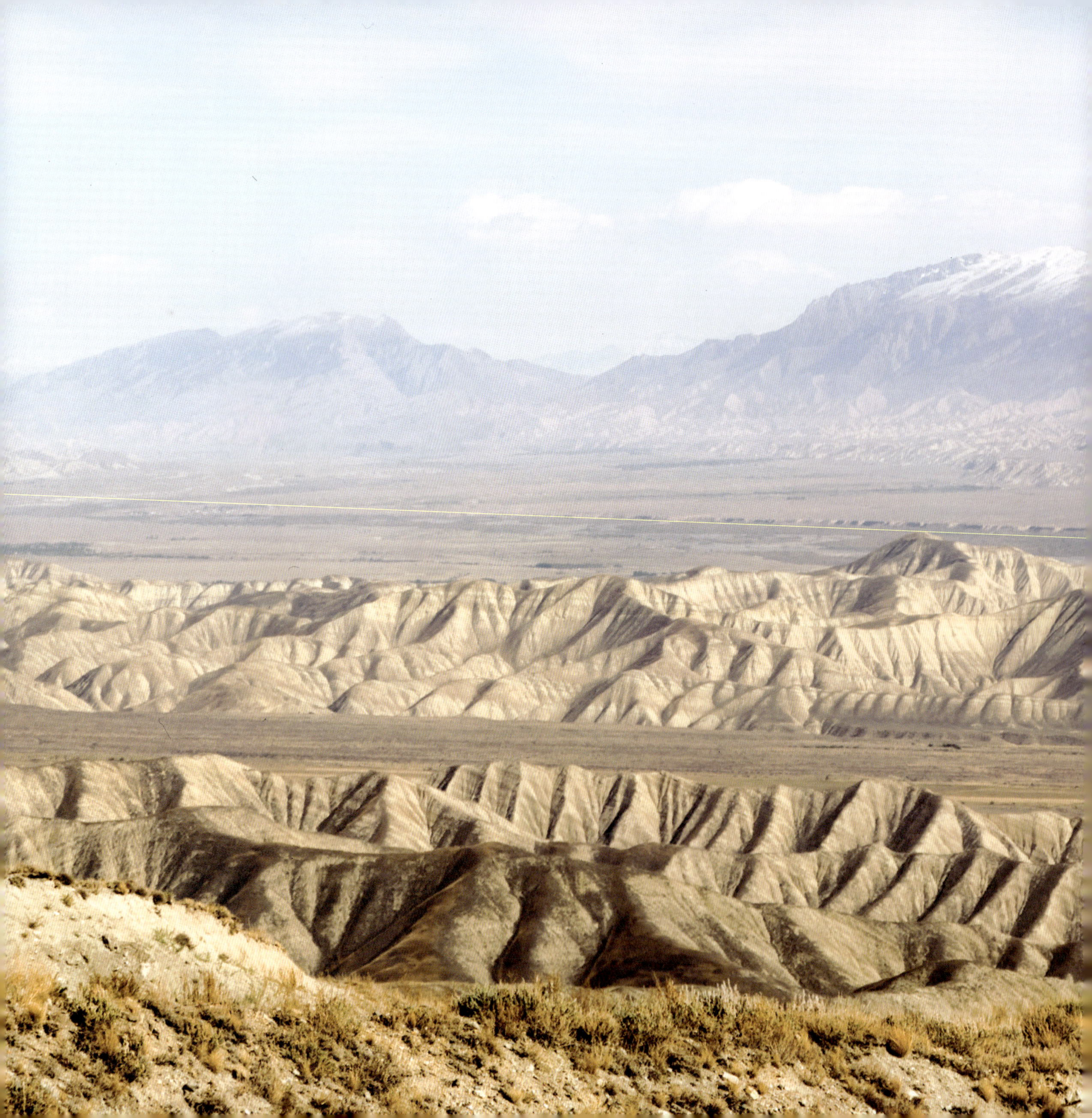

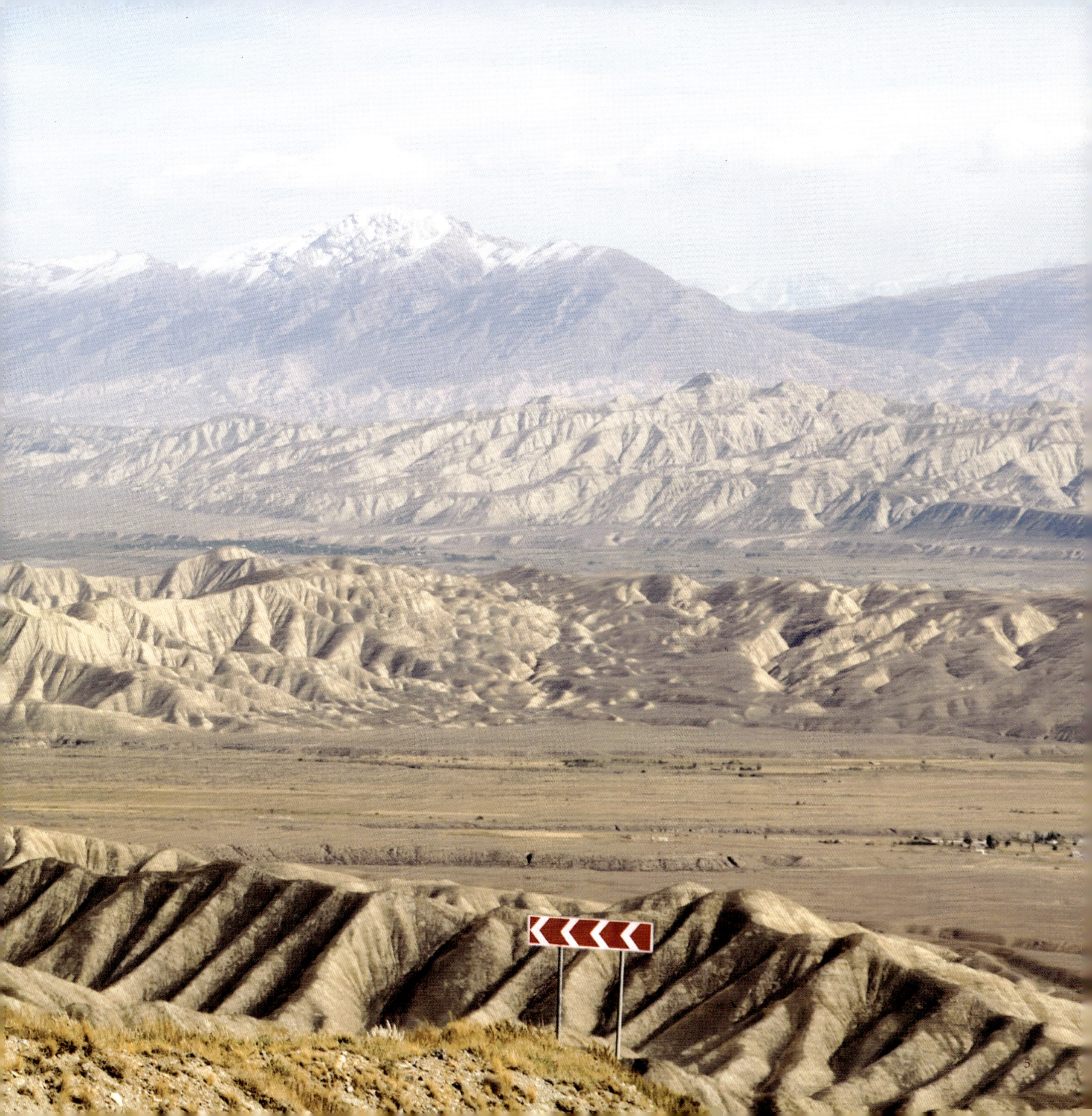

# DEDICATÓRIA

Este livro é o resultado de um esforço coletivo de pessoas de diferentes lugares que, mesmo sem se conhecerem, acabaram contribuindo umas com as outras para que este projeto se tornasse realidade.

A todos aqueles que ajudaram no financiamento coletivo, o nosso mais sincero agradecimento:

Álvaro Mendes, André Sonnervig, Anna Castiglia, Aparecida Fátima Pinto de Araújo, Bruno Cardoso, Carolina Romanelli, Clarissa Sant'Anna de Lima, Cristina Cabañas, Cristina Dalé, Daisy Machado, Danillo Valente, Daniele Cognome, Diego Godoi, Edgar Perlotti, Fabiano Vicente Silva, Fábio Pinto de Araujo, Fabrício D'Angelo, Felipe Atra, Fernanda Abrantes, Fernando Kiehl, Francesca Berti, Gabriel Montagnani, Gabriela Vieira, Giscle Ferreira & Luiza Queirós, John Lockwood, Josimar Castro, Karina Veit, Letícia Born, Lilian Pricola, Liliana Celidonio, Lindsay Almeida, Luciana Basile Meredig, Luciana Kiehl, Luiz Sobral, Luísa Dalé & Taiom Almeida, Marcela Figueiredo, Maísa Dantas, Matias Barberis, Michael Paiano, Michele Salsi, Nádia Ferraro, Natália Rezende, Nathalia Mattos, Nathan & Emma Gibbons, Otávio Musolino, Paulo Moussali, Paulo Sousa, Pedro Tadeu Ferraro, Pedro Tufano, Pietro Principalli, Rafaela Khouri, Raquel Palopoli Lazari, Regiane Valente da Alves, Renata Sorrilha Antonio, Roberta & Paulo Melis Carmona, Silvia Curi, Sofia Bombig Pacca, Tânia Pereira Bagszas, Tulio & Renata Atra Ferraro, Victor Fonseca, Vivian Carvalho e tantos outros...

Muito obrigado também à Travel Land Kyrgyzstan e à PEM Cards, por acreditarem neste projeto.

Não poderíamos deixar de agradecer os queridos Nathan e Emma Gibbons, que nos deixaram montar um escritório temporário em sua casa, em Dubai, para finalizarmos este livro e ainda revisaram todo o conteúdo em inglês.

Obrigado também ao amigo-irmão Felipe Atra, que, além de ser o responsável pelo começo da nossa história, entrou na loucura da produção de um primeiro livro, ao aceitar o nosso convite para escrever o prefácio.

Finalmente, um agradecimento especial às nossas famílias, que, apesar da distância física do dia a dia, seguem nos apoiando sempre.

Este livro é para vocês.

Obrigado, *Fê e Ti*

# DEDICATION

This book is the result of a collective effort. People from many places, without even knowing each other, contributed with one another to make this project a reality.

To all of those who helped in the crowdfunding, our most sincere gratitude:

Álvaro Mendes, André Sonnervig, Anna Castiglia, Aparecida Fátima Pinto de Araújo, Bruno Cardoso, Carolina Romanelli, Clarissa Sant'Anna de Lima, Cristina Cabañas, Cristina Dalé, Daisy Machado, Danillo Valente, Daniele Cognome, Diego Godoi, Edgar Perlotti, Fabiano Vicente Silva, Fábio Pinto de Araujo, Fabrício D'Angelo, Felipe Atra, Fernanda Abrantes, Fernando Kiehl, Francesca Berti, Gabriel Montagnani, Gabriela Vieira, Gisele Ferreira & Luiza Queirós, John Lockwood, Josimar Castro, Karina Veit, Letícia Born, Lilian Pricola, Liliana Celidonio, Lindsay Almeida, Luciana Basile Meredig, Luciana Kiehl, Luiz Sobral, Luísa Dalé & Taiom Almeida, Marcela Figueiredo, Maísa Dantas, Matias Barberis, Michael Paiano, Michele Salsi, Nádia Ferraro, Natália Rezende, Nathalia Mattos, Nathan & Emma Gibbons, Otávio Musolino, Paulo Moussali, Paulo Sousa, Pedro Tadeu Ferraro, Pedro Tufano, Pietro Principalli, Rafaela Khouri, Raquel Palopoli Lazari, Regiane Valente da Alves, Renata Sorrilha Antonio, Roberta & Paulo Melis Carmona, Silvia Curi, Sofia Bombig Pacca, Tânia Pereira Bagszas, Tulio & Renata Atra Ferraro, Victor Fonseca, Vivian Carvalho and many others...

Also, a huge thanks to Travel Land Kyrgyzstan and to PEM Cards for believing in this project.

We could not fail to mention our dearest friends who we consider as family, Nathan and Emma Gibbons, that allowed us to set up at their home in Dubai our temporary office to finish this book. Both of them, our eternal English teachers, were also the editors of this book in their mother tongue. For this reason, an extra gratitude.

We extend our appreciation and gratitude to another most beloved friend, Felipe Atra who, besides being responsible for the beginning of our story together, joined us in this madness of producing our first book by accepting our invitation to write the preface.

At last but not least, a special thanks to our families who, despite the physical distance from our days, carry on supporting us always.

This book is for you.

We hope you enjoy it, *Fê and Ti*

# PREFÁCIO

Era uma vez, em um reino distante...

Gaitas de fole tocavam ao fundo e se misturavam a um rock folclórico e a danças tribais. Crianças equilibravam enormes gaviões em seus braços trêmulos, enquanto mulheres guerreiras cavalgavam com arco e flecha em punhos ou pés. Cavaleiros lendários desfilavam com suas armaduras medievais, que reluziam em meio a tantos outros com vestimentas ancestrais. Caça com falcão, ossos de carneiro, cabras decapitadas. Embarcações gigantescas e esquecidas pelo tempo se confundiam com as paisagens, brotando como raízes nas areias do deserto.

Povos inquietos, em constante movimento, se enfrentavam em excitantes batalhas. Civilizações milenares, advindas das regiões mais remotas do planeta, desfilavam suas bandeiras e tradições, suas cores e sabores, nos remetendo a nossa verdadeira essência.

Em jogo; a sobrevivência. Uma forma de viver à beira da extinção. Assim é o mundo Nômade... Sejam bem-vindos!

Uma história que poderia ser facilmente confundida com uma aventura encantada, um romance de época, ou uma obra de ficção, é a mais pura realidade deixando-se fotografar em imagens, contos e encontros dignos das fábulas mais fantasiosas do mundo real.

Aqui, a arte imita a vida...

Fernanda e Tiago, dois artistas itinerantes, surrealistas para os padrões sociais vigentes, pós-modernos para os de outros tempos, digitais para a contemporaneidade, abriram suas percepções para o mundo nômade, com um olhar abstrato e generoso.

Alguns diriam que o fizeram para entender o Nomadismo, suas origens, significados e heranças. Eu me atrevo a dizer que foram em busca de "auto" e "re" conhecimento. Pois não conseguiria significá-los de outra forma, senão como "aqueles que não têm habitação fixa, que vivem permanentemente se mudando de lugar, em busca de...", assim como o dicionário define o nômade.

Mas este livro não vem para definir. Fernanda e Tiago não vieram para explicar, pois não foram para entender. Justamente porque, talvez, entender seja a forma mais segura de não se deixar atravessar verdadeiramente por uma experiência. Quem "entende" não experiencia, não sente, não sofre, não suporta, não ama, não vive.

# PREFACE

Once upon a time, in a far, far away kingdom...

The sound of bagpipes is heard in the background and mingled with folk rock as well as tribal dances. Children balanced gigantic eagles on their shaking hands, while warrior women rode horses with bows and arrows on hands or feet. Legendary knights paraded in their medieval armour, which reflected among so many others in ancient garb. Eagle hunting, lamb bones and headless goats. Huge and time-forgotten vessels mixed with the landscape, sprouting like roots from the sands of the desert.

Restless people in constant movement faced each other in exciting battles. Ancient civilizations, coming from the most remote regions of the planet, waved their flags and traditions, their colours and flavours, remitting us to our true essence.

At stake: the survival. A way of living on the brink of extinction. Such is the Nomad world... Welcome!

A story that could very well be mistaken for an enchanted adventure, an old novel or a drama, but it's the purest reality, letting it be photographed in images, tales and meetings worthy of the most fanciful fables of the real world.

Over here, art imitates life...

Fernanda and Tiago, two itinerant artists, surrealists for the current social standards, postmodern for the ones from another time, digital for the contemporaneity, opened their perceptions to the Nomad world with an abstract and generous look.

Some would say they did so to understand nomadism, its origins, meanings and inheritances. I dare say it was the pursue of the "self" and the "re-" connaissance. For I could not be able to describe them otherwise if not as 'people that have no permanent home, that travel from place to place to find...', just as the dictionary defines the nomad.

But this book is not here to define. Fernanda and Tiago are not here to explain, as they didn't go to understand. Precisely because, perhaps, understanding is not the safest way to let oneself truly go through an experience. Those who "understand", do not experience, do not feel, do not suffer, do not bare, do not love, do not live. And to live is the most thrilling opium that the human being can experience.

E viver é o mais alucinante ópio que o ser humano pode experimentar.

Ahhh... e como eles viveram cada vírgula desses 5.667 quilômetros descobertos! Sentiram cada grão de areia ao longo dos 53 dias que aqui se encontram em forma de reticências. Cruzaram-se a olhos puxados e a peles escuras, queimadas pelo sol desértico. Provaram o sabor da seca e do árido. Do presente e do passado. Se perderam, se encontraram. Se frustraram, se maravilharam. Atravessaram limites geográficos e imaginários, para nos brindarem com este foto-documentário singular, único, ímpar. Realizado a quatro mãos, de forma par.

Por isso vos convido a viver este livro equivocando certezas, desacostumando o olhar, desformando a vida, transvendo o óbvio e experimentando um mundo de civilizações que nos reconectam com nossa essência e nos fazem sonhar, com a alma aberta a receber uma realidade mágica e fantasiosa.

Boa viagem!

*Felipe Atra* — amigo, diretor e roteirista

Uh, and how they lived each bit of these 5,667 kilometres discovered; felt each grain of sand along those 53 days that are here in a form of ellipses. They met almond shaped eyes and dark skin, burned by the desert sun. They tasted drought and arid. They got lost, and found themselves. They got frustrated, and marvelled. They crossed the geographic and imaginary boundaries in order to toast with us to this unique, only, singular photo-document—made with four hands, evenly.

For this reason, I invite you to live this book blowing your assuredness, straining the eyes, reshaping life, seeing beyond the obvious and experiencing a world of civilizations that reconnect us with our essence and make us dream, with our soul wide open to receive a magical and fanciful reality.

Safe travel!

*Felipe Atra* — friend, director and screenwriter

# INTRODUÇÃO

**"*World* o quê?!"**

Nossa ida ao Quirguistão começou com uma viagem para a Alemanha. Na ocasião, estávamos participando do ITB *(Internationale Tourismus Börse)*, a maior feira de turismo do mundo, que acontece anualmente em meados de março, em Berlim.

No penúltimo dia de feira, mais por curiosidade do que por necessidade, resolvemos passear pela região dos países da Ásia Central. Sempre tivemos vontade de visitar os "Stão", mais precisamente a Mongólia (também conhecida como Mongolistão por algumas nações), para explorar a cultura nômade, mas não tínhamos nenhum plano efetivo.

Na área dos países da Ásia Central, no ITB, há muitas *yurtas* (cabanas circulares que servem de moradia para os nômades) de tom pastel, substituindo os tradicionais estandes dos outros expositores; mulheres e homens enormes vestidos de guerreiros passeando de um lado para o outro; e é normal se deparar com degustações de comidas e bebidas exóticas como o *Kumis*, um destilado de leite de égua de gosto tão duvidoso quanto a descrição sugere.

Uma *yurta* em particular nos chamou a atenção, e resolvemos entrar para conversar com algum responsável. Era a do Quirguistão. O interior da barraca era aconchegante, com muitos detalhes em tons vibrantes e três mesas posicionadas esparsamente. De uma delas, uma mulher nos chamou para conversar.

Explicamos nossa jornada até ali, os dois anos de viagem ininterruptos pelo mundo que culminaram com o nosso trabalho como escritores de viagem para o Monday Feelings e outros veículos da imprensa. Também falamos sobre o nosso interesse em temas relacionados ao turismo sustentável, viagens de aventura e a predileção por destinos menos conhecidos pelo circuito turístico convencional. A resposta dela foi imediata:

— Acho que vocês têm tudo a ver com o *World Nomad Games*.

— *World* o quê?!

— *World Nomad Games*, uma olimpíada que reúne povos de todos os cantos do mundo para competirem em esportes tradicionalmente de origem nômade. Foi criada no Quirguistão para preservar e dar visibilidade às etnias que têm perdido sua cultura para um mundo cada vez mais globalizado e uniforme.

# INTRODUCTION

***World what?!***

Our trip to Kyrgyzstan started when we went to Germany. At that time, we were taking part in the ITB (*Internationale Tourismus-Börse*), the largest tourism fair in the world held every year around mid-March in Berlin.

On the second to last day, more out of curiosity than of necessity, we decided to wander about where the countries of Central Asia were. We have always been fond of the "stans", more precisely of Mongolia—that is known as Mongolistan for some nations—mostly to explore the nomad culture. However, we had no effective plans at all.

At the ITB, where the countries of Central Asia are located, you find many pastel shade yurts, which are rounded large tents that serve as houses for nomad people, instead of the traditional stalls like other exhibitors; giant men and women dressed as warriors walking from side to site; as well as tastings of exotic foods and drinks such as the Kumis, a distilled beverage made from milk of mare which tastes as dubious as the description suggests.

A particular yurt caught our attention, and we decided to pay a visit just to talk with someone in charge. It was from Kyrgyzstan. The interior of the tent was comfortable and had many interesting shapes in vibrant tones sewed to the wall and ceiling, as well as three sparsely tables. In one of them, a woman called us over to talk.

We explained to her our journey up to that moment, which includes our two year consecutive travel around the world that led to our current work as travel writers for Monday Feelings and other press media. We also talked about our topics of interest relating to sustainable tourism and adventure, as well as our preference for destinations less known by the conventional tourist circuit.

Her answer was prompt:

"I think you two have everything in common with the World Nomad Games."

"World what?!"

"World Nomad Games. It's an Olympic Game that gathers nations from all over the world to compete in sports traditionally of nomadic origins. It was created in Kyrgyzstan in order to preserve and give visibility to smaller ethnicities. Some of which have been losing their culture due to a world that is increasingly becoming globalized and uniform."

Com a euforia de quem acaba de tomar conhecimento de algo extraordinário, perguntamos como poderíamos participar do evento. Ela explicou que o governo estava programando uma *press trip* e que a responsável pela organização teria mais informações. A mulher em questão já tinha ido embora e só voltaria ao ITB no dia seguinte.

O problema é que o próximo dia também era o último da feira, quando o evento é aberto ao público e de pouco interesse para as pessoas da indústria, como nós. Por conta disso, planejávamos não ir ao ITB, e já tínhamos inclusive comprado passagens para Bremenhaven para o dia seguinte, onde nos reuniríamos com uma querida amiga síria que não víamos havia tempos.

De qualquer forma, o *World Nomad Games* tinha tornado-se nossa prioridade, e imediatamente enviamos uma mensagem para a mulher. Ela nos respondeu que poderíamos nos encontrar ali naquela mesma *yurta* no dia seguinte. Estávamos dispostos a arriscar nossa ida para Bremenhaven por aquela reunião e, no horário marcado, voltamos à feira, mochilão nas costas, prontos para seguir rumo à rodoviária de Berlim, caso desse tempo de pegar o ônibus.

Conversamos com a Aijan Abdesova, que com seu sorriso afável e olhar penetrante nos explicou mais sobre o Quirguistão, os esforços do país em promover um turismo de experiências com foco no desenvolvimento sustentável e atenção especial à cultura e às pessoas. Ela pareceu gostar de nós e de nosso trabalho, mas deixou claro que não faria a seleção dos jornalistas para a *press trip* sozinha. Os interessados em cobrir o *World Nomad Games* deveriam passar por uma avaliação da equipe, que analisaria cada caso individualmente, para certificarem-se da máxima efetividade da promoção do evento. Despedimo-nos, combinamos de continuar a conversa por e-mail e corremos para a rodoviária, onde conseguimos pegar nosso ônibus para Bremenhaven.

Dias depois, voltamos para a Itália, onde estávamos morando, com a ansiedade a mil e a cabeça já naquele país do qual não sabíamos absolutamente nada, e cujo nome nem sequer conseguíamos soletrar. Muitas trocas de e-mails depois, envio de portfólio, documentos e longos intervalos entre as correspondências, que testaram nossos limites emocionais, a resposta chegou.

*"Queridos Fernanda Kiehl e Tiago Ferraro,*

*Obrigado pelo seu interesse em cobrir o World Nomad Games, que acontecerá de 2 a 8 de setembro de 2018, em Cholpon Ata, região de Issyk Kul, na República do Quirguistão. Informamos através deste e-mail que o processo de inscrição de vocês foi efetuado com sucesso.*

*Aguardamos ansiosamente a sua chegada."*

Dois meses depois, em 30 de agosto de 2018, embarcávamos no Aeroporto Internacional de Stansted, em Londres, rumo ao coração da Ásia.

Being as euphoric as someone who has just taken knowledge of something extraordinary, we asked how we could take part in this event. She explained to us that the government is organising a press trip and the woman in charge would have more information for us. The woman in charge she was referring to had just left and would come back early the next day.

The problem was that the next day was also the last day of the fair, when the event is open to the public and of less interest to the people of the industry such as us. In fact, we had not even planned to attend the last day and even had a bus ticket from Berlin to Bremenhaven in the afternoon, where we were going to visit a dear friend from Syria we had not seen for a while.

Anyhow, the World Nomad Games had already become our priority and we immediately sent a message to the woman in charge. She answered us saying we could meet up at that very yurt the next morning. We were willing to sacrifice our way to Bremenhaven for this meeting. The next day, we showed up to the fair at the agreed time, with our backpacks, ready to run to the bus station in Berlin, if we could make it on time.

Before we knew it, we were speaking with Aijan Abdesova, whom, with her affable smile and profound looks, explained more about Kyrgyzstan to us. She informed us of the country's efforts promoting an experiential tourism focusing on sustainable development, with special attention to the culture and the people. It seemed that she liked us and our work, but made it clear she would not make the selection of journalists for the press trip alone. Those interested to cover the World Nomad Games would have to go through an assessment by the team, which would analyse each case individually, to certify maximum effectiveness of promoting the event. We bode farewell and agreed to carry out this conversation over email. We then ran to the bus station, where we made our bus to Bremenhaven just on time.

A few days later we were back in Italy, where we were living at that time. Pumping with anxiety, we already had our minds with this country we knew nothing about, not even how to spell its name! After a few email exchanges, sending portfolios, documents and intervals in-between correspondences that tested our emotional boundaries, the final answer had arrived:

"Dear Fernanda Kiehl and Tiago Ferraro,

Thank you for your interest in the Third World Nomad Games, which will be held from 2 to 8 of September 2018 in Cholpon Ata, Issyk-Kul region, Kyrgyz Republic. Hereby, we inform that you have successfully been accredited to cover the event.

We look forward to seeing you."

Two months later on August 30th 2018, we were boarding our flight at Stanstead International Airport in London towards the heart of Asia.

CAPÍTULO UM

# THE WORLD NOMAD GAMES

CHAPTER ONE

# THE WORLD NOMAD GAMES

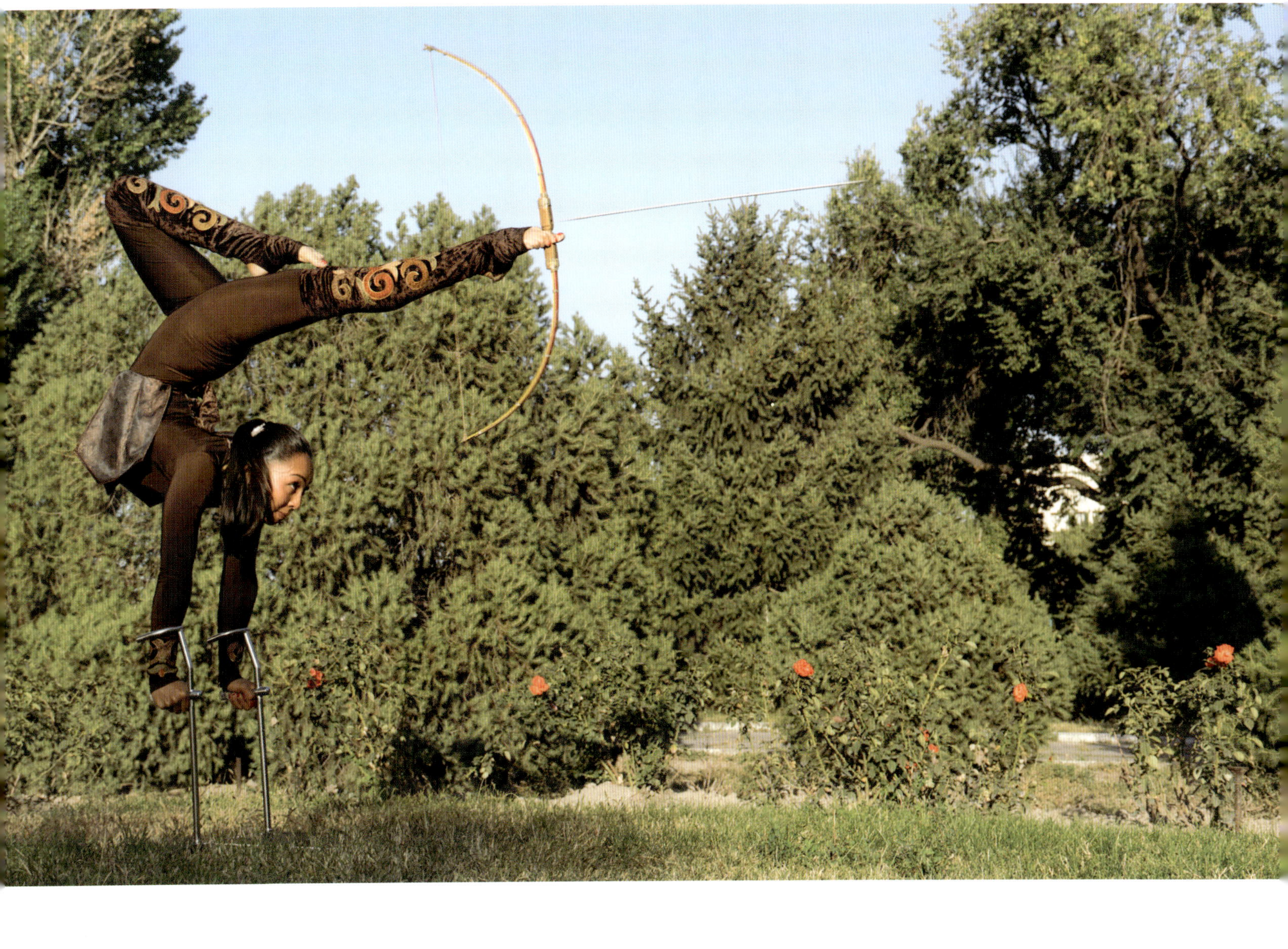

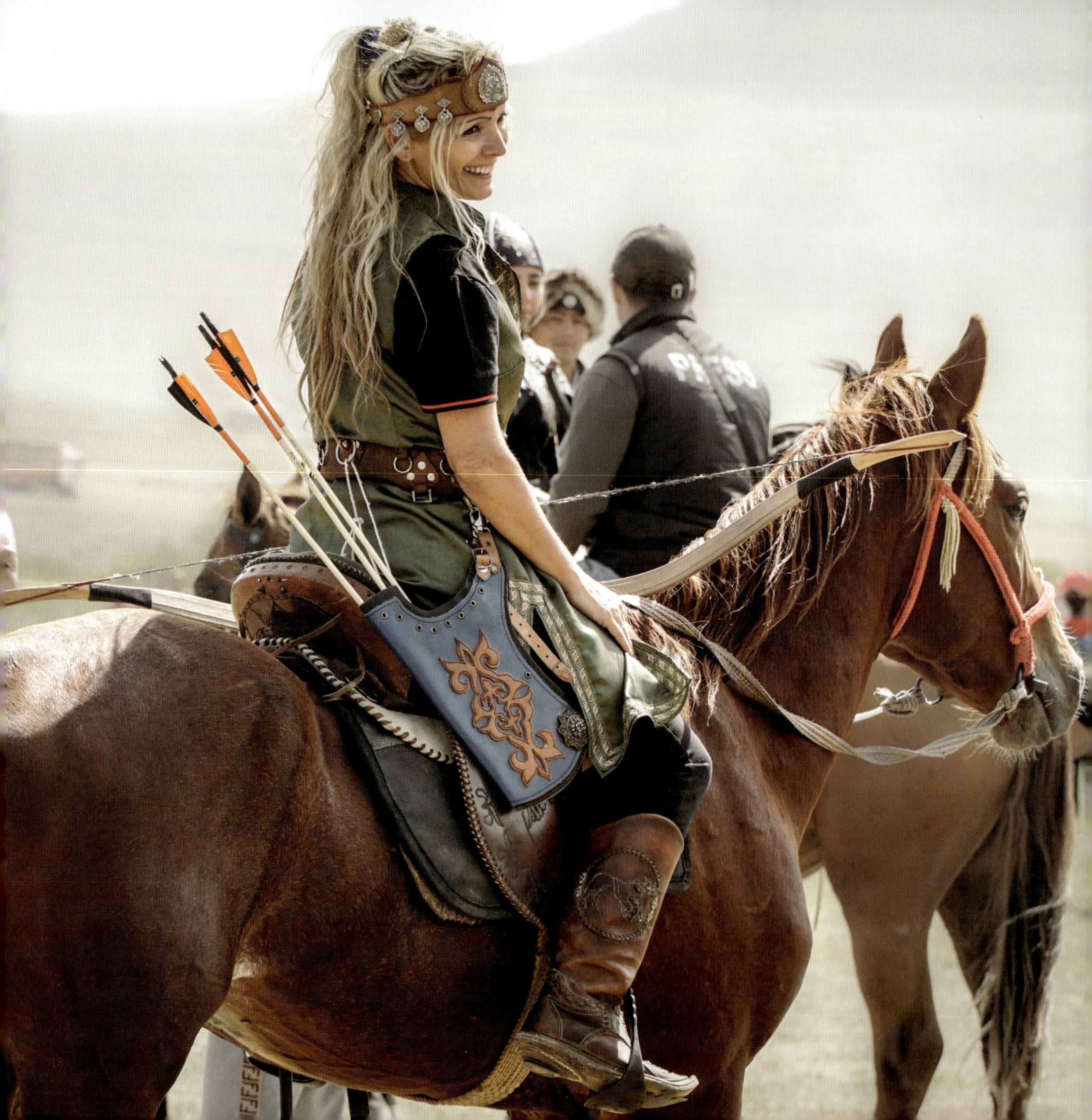

O World Nomad Games é o maior evento esportivo da Ásia Central e provavelmente um dos acontecimentos mais surreais que já tivemos o prazer de presenciar. Ele é conhecido como a "Olimpíada Nômade" e reúne a cada dois anos atletas de todos os cantos do mundo, para competirem em diversas modalidades de esportes de origem tradicionalmente nômade.

O evento, no entanto, vai muito além da competição, já que promove diversos shows e espetáculos culturais. Em 2018, por exemplo, o World Nomad Games teve um auditório inteiramente dedicado a apresentações étnicas de mais de 80 países. Teve escocês tocando gaita de fole, banda de rock folclórico da república russa de Bascortostão, dança nigeriana, desfile de moda quirguiz, apresentação musical venezuelana, entre outros.

Conversamos com o idealizador dos jogos, Askhat Akibaev, um senhor simpático de forte presença que nos contou que o intuito é dar visibilidade e oferecer um espaço para que diferentes etnias e nações ao redor do mundo possam mostrar seus costumes, autenticidade e riqueza cultural. A motivação para criar o World Nomad Games veio da época em que trabalhava como diretor de Confederações Esportivas do Quirguistão. Como responsável pelas equipes, tinha que viajar para muitos países durante as competições.

"Eu percebi que esses eventos promoviam de certa forma a cultura e as tradições locais. Uma competição de sumô, por exemplo, é muito mais do que o embate entre atletas, mas uma homenagem à história e mitologia japonesas. Comecei a imaginar um evento em que pudéssemos mostrar para o mundo um pouco da história do Quirguistão, mas como talvez focar apenas na nossa história pudesse não ser tão interessante para outras pessoas, imaginamos um acontecimento para promover a civilização nomádica como um todo", nos explicou Akibaev durante uma entrevista na sala de imprensa dos jogos.

The World Nomad Games is the largest sports event of Central Asia and probably one of the most surreal competitions we have ever had the pleasure to attend. It is considered as the Nomad Olympics and it gathers athletes from all over the world, every other year to compete in sports of traditionally nomadic origin.

The event however, goes beyond just competition as it displays many cultural concerts and shows. In 2018 for instance, the World Nomad Games had a theatre fully dedicated to shows performed by different ethnicities from more than 80 countries. As part of the show, there was a Scottish band playing bagpipes, a folk-rock band from the Russian Federation Republic of Bashkortostan, Nigerian dance, a Kyrgyz fashion show, a musical concert from Venezuela and many others.

We spoke with the creator of the games, Askhat Akibaev, a very nice man with a strong presence who told us that the purpose of the game is to give visibility and provide a space for different ethnicities and nations around the world to show their tradition, authenticity and cultural richness.

The reason that drove Mr Akibaev to create the World Nomad Games came when he worked as a director of Sports Confederations in Kyrgyzstan. As the person in charge of different teams, he had to travel to many countries during the competitions. "I realised these events promoted somehow the local culture and traditions. A sumo competition, for instance, is far beyond the confront of two athletes, but a homage to the Japanese history and mythology. I started to think of an event of which we could show the world part of the history of Kyrgyzstan. But, as perhaps focusing only on our history would not have been as interesting to other people, we imagined something to promote the nomadic civilization as a whole", explained Akibaev during an interview in the press room of the games.

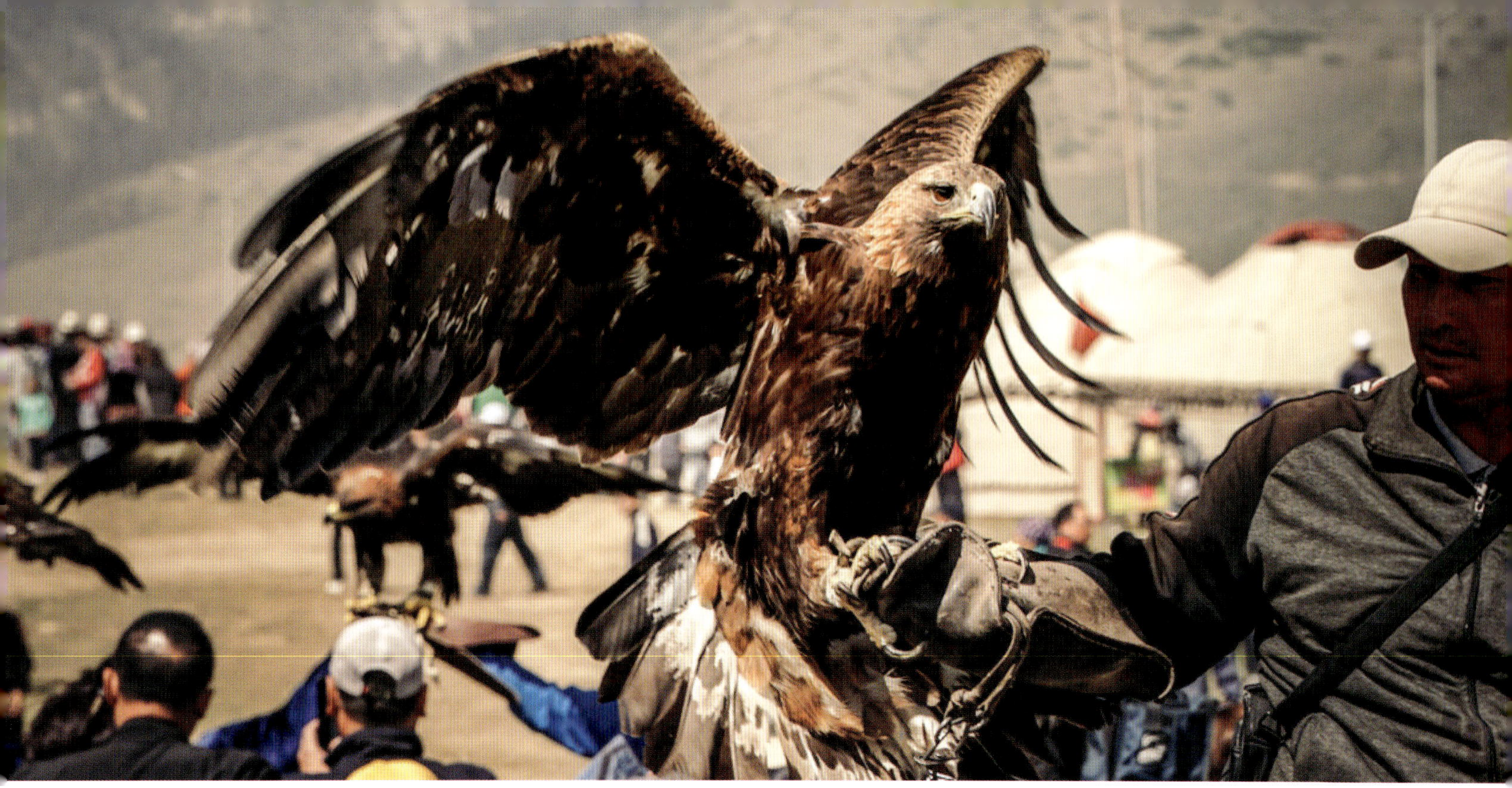

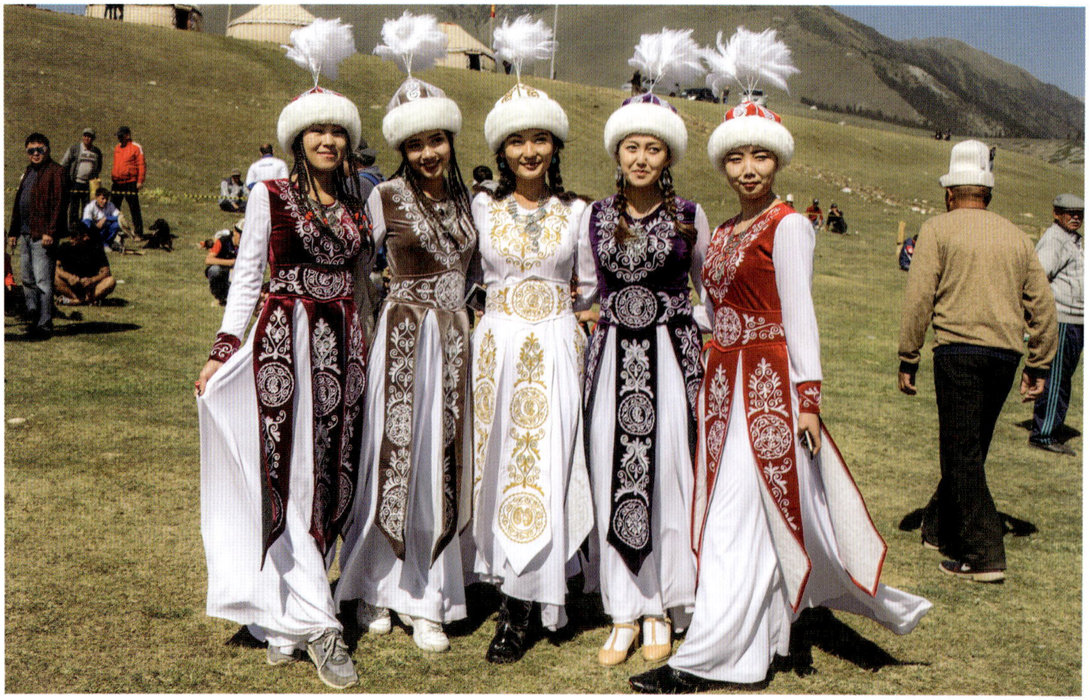

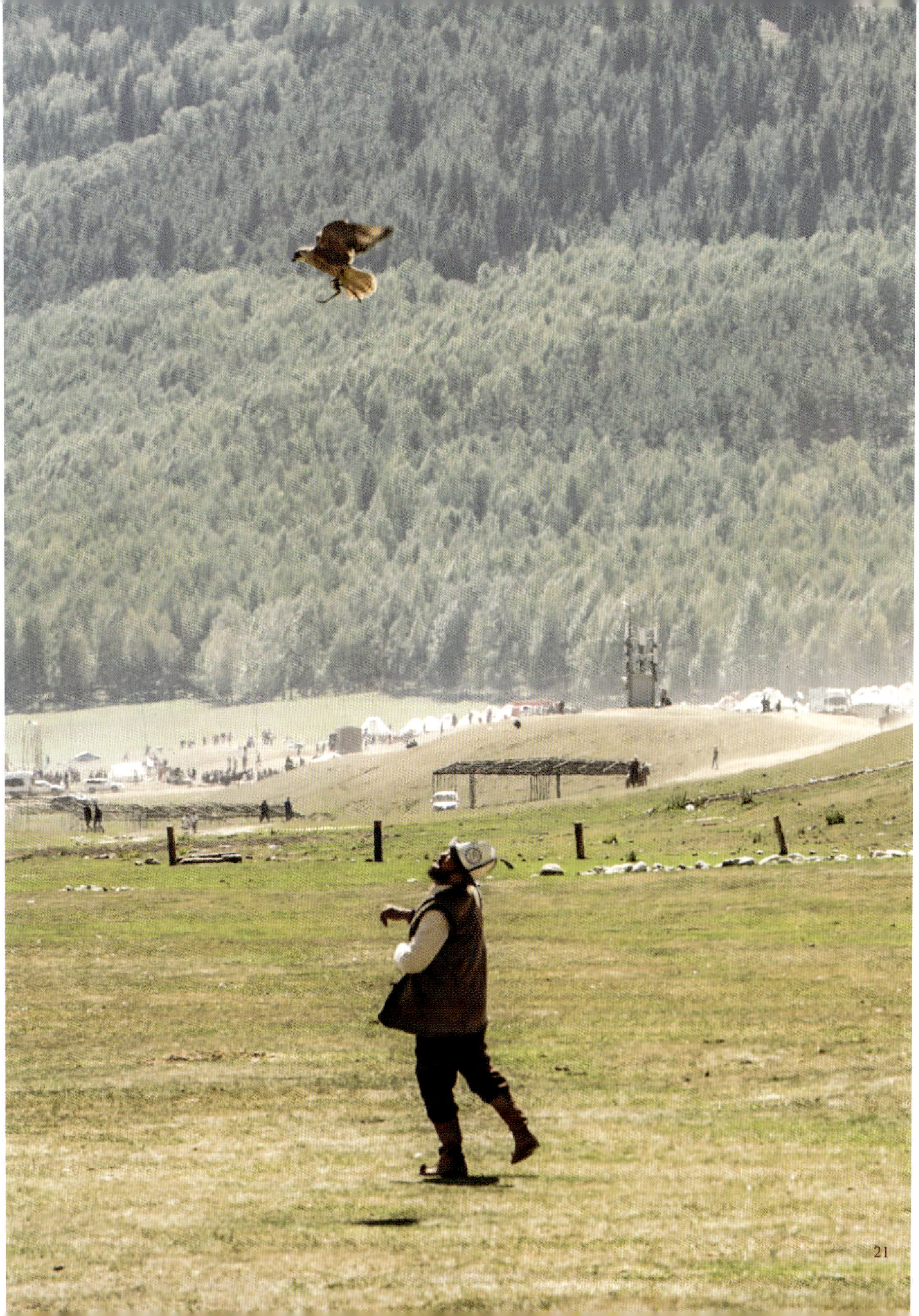

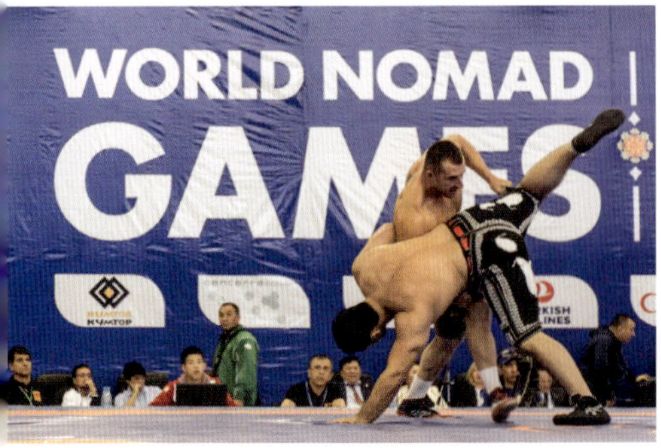


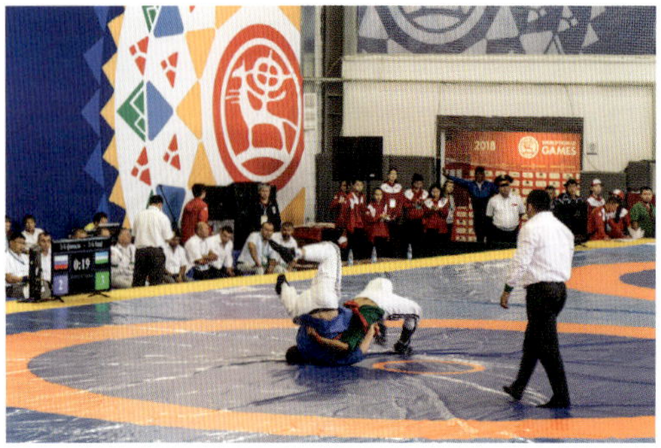

Quirguiz são túrquicos, um povo provavelmente originário da Sibéria, que durante milhares de anos se espalhou pelas estepes da Ásia Central e chegou inclusive à Turquia e partes da Europa. As tribos túrquicas eram essencialmente nômades e, apesar de anos de dominação soviética e de um mundo cada vez mais globalizado, muitos desses povos conseguiram preservar seu estilo de vida ancestral.

Engana-se, no entanto, quem acha que os jogos são voltados apenas para os nômades da Ásia Central. Askhat Akibaev deixa claro: "As pessoas não devem pensar que somente quirguiz ou cazaques são nômades. Todas as nações de certa forma o são. A história da humanidade começa com o movimento de migração do homem a partir da África. O próprio planeta Terra está constantemente em movimento. Somos todos nômades. Nascemos assim e essa é nossa verdadeira essência." O World Nomad Games então nasce com o intuito de reunir povos ancestrais de todos os cantos do mundo.

The Kyrgyz are Turkic People, an ethnic group that probably came from Siberia and, during thousands of years scattered around the pastures of Central Asia, managing to arrive even as far as Turkey and some parts of Europe. The Turkic Tribes were essentially nomad and notwithstanding the Soviet domination and an even more globalized world, many of them succeeded in preserving their ancestral way of living.

However, don't fall into a trap thinking that the nomad games are only for nomad people of Central Asia. Askhat Akibaev made it clear: "People ought not to think that only Kyrgyz or Kazaks are nomads. Every nation in the world, somehow, is also nomad. The history of the humankind begins with the migration of the men from Africa. Our planet is constantly moving. We are all nomads. We were born this way and that's our true essence." Hence, the World Nomad Games is born with the goal of gathering ancestral traditions from all over the world.

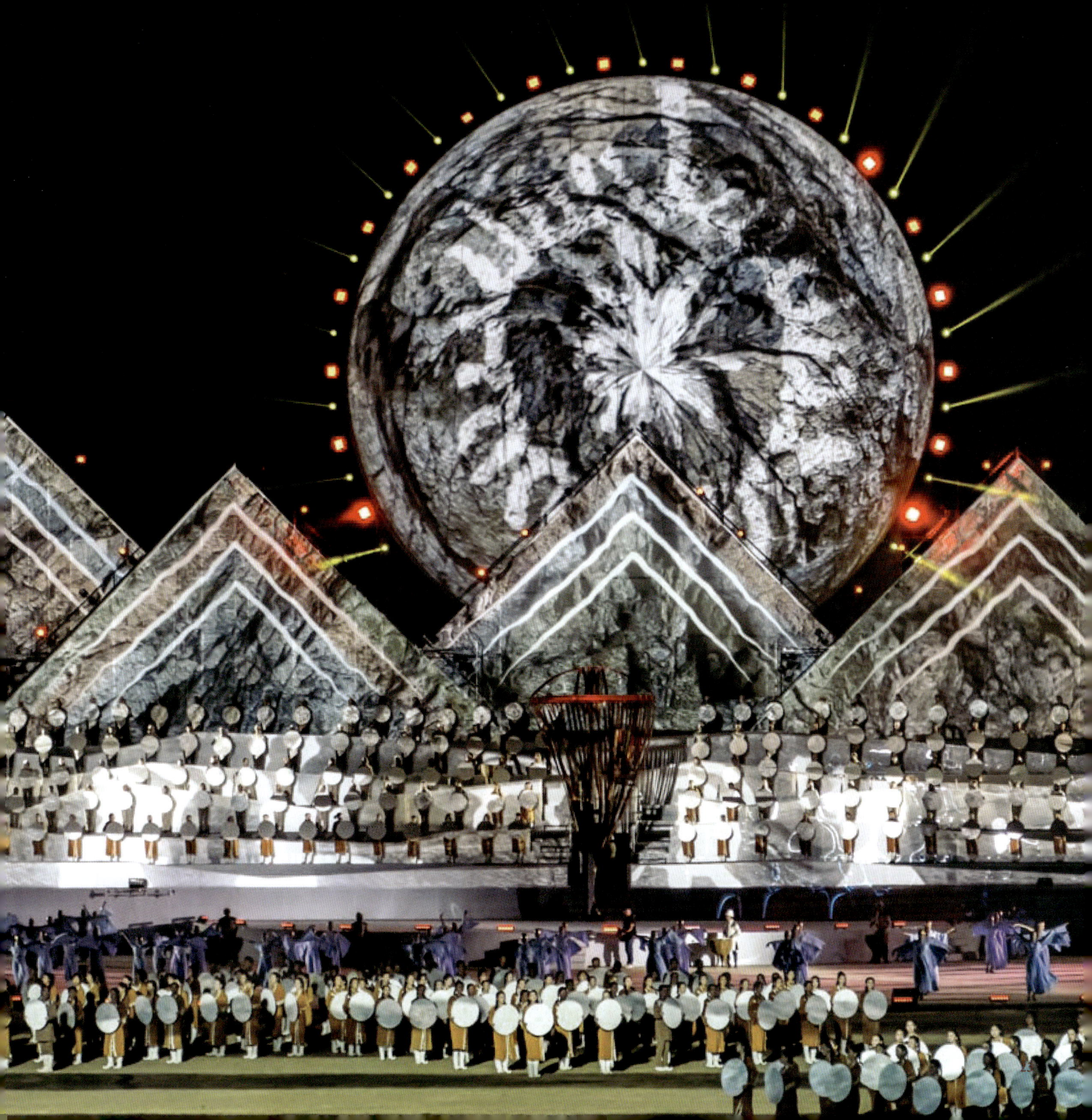

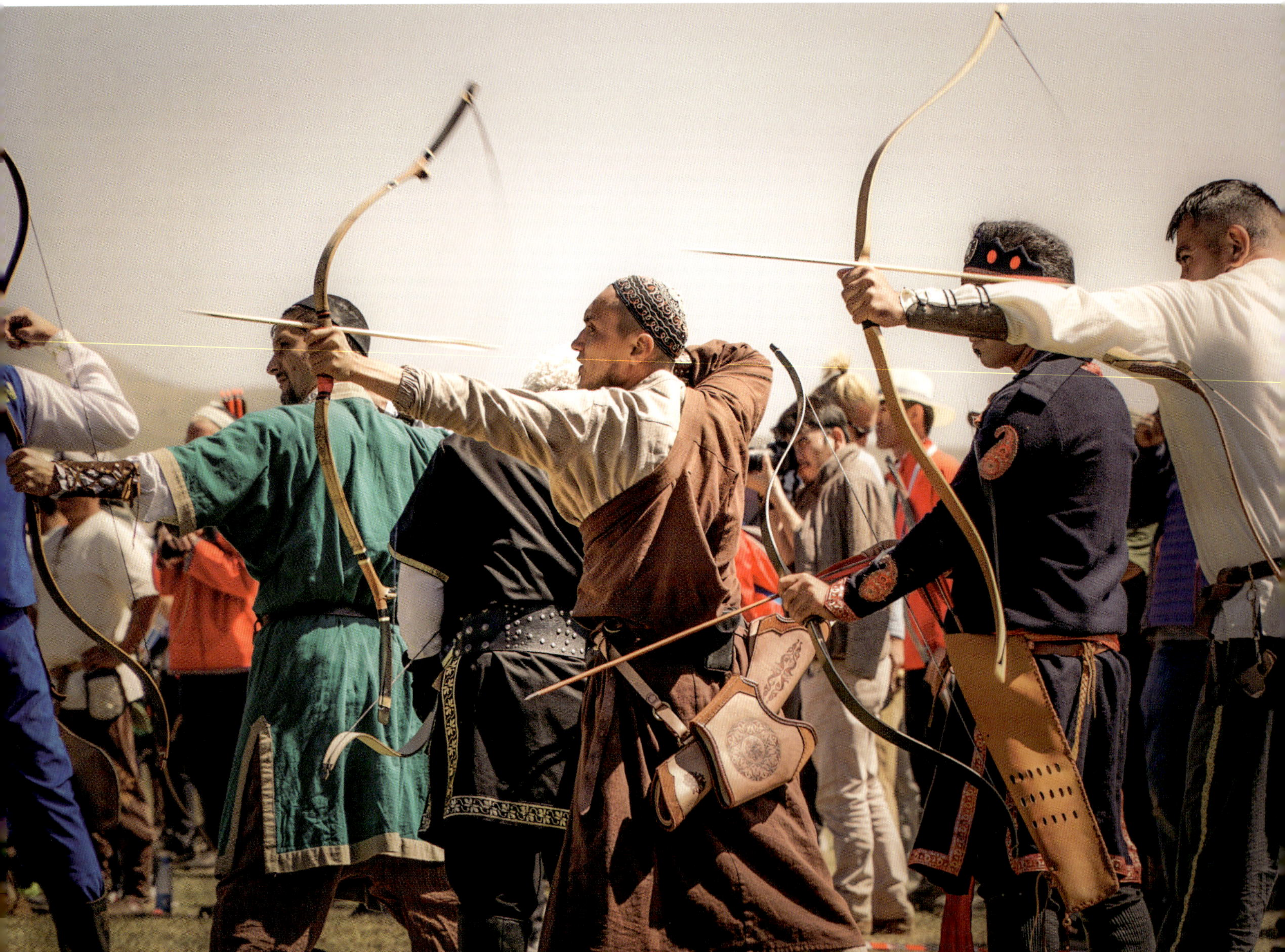

A proposta um tanto ousada parece que tem dado certo. Em 2014, primeira edição dos jogos, foram 19 países participando. Em 2016, foram 62. Para a terceira edição do World Nomad Games, em 2018, mais de 2000 atletas de quase 80 países se reuniram durante uma semana para competir em 37 modalidades esportivas. Os times da Ásia Central e das diferentes repúblicas russas (12 no total) eram obviamente os mais numerosos e organizados, mas muitos outros países aderiram à ideia, com Brasil, EUA, Reino Unido, Itália e até Senegal enviando delegações.

O World Nomad Games acontece nas proximidades do lago Issyk-Kul, que, a 1.607 metros de altitude, e com mais de seis mil quilômetros quadrados de área, é o segundo maior lago de montanha do mundo — perdendo apenas para o Titicaca, na América do Sul.

As competições de 2018 se resumiram a duas arenas. Uma delas, a de Cholpon Ata, ficava às margens do lago, rodeada pelos picos nevados das montanhas Tian Shan, e contava com um estádio para as modalidades de wrestling, e um hipódromo. Era nesse hipódromo que acontecia o jogo mais esperado de todos, o Kok Boru.

This somewhat bold proposal has been working. In 2014, the first edition of the World Nomad Games, there were 19 countries participating in the competitions. In 2016, it went up to 62. For the third edition of the World Nomad Games, in 2018, more than 2,000 athletes of nearly 80 countries gathered during one week to compete in 37 different sports. The squads from the Central Asian countries and from the different Russian Federations—there were 12 in total—were obviously the largest and most organised teams. But many other countries, such as Brazil, USA, United Kingdom and even Senegal sent their delegations.

The World Nomad Games happens around the Issyk-Kul Lake. Located at 1,607 meters above sea level and having an area of more than six thousand square kilometres, it is the second largest mountain lake in the world—behind the Titicaca Lake in South America.

There are two main arenas which held most of the 2018 competitions. One of them was in Cholpon Ata, by the lake and surrounded by the Tian Shan snow peaked mountains. It had one indoor stadium for all wrestling modalities as well as a hippodrome. It was exactly at the hippodrome that the much awaited game of all takes place, the Kok Boru.

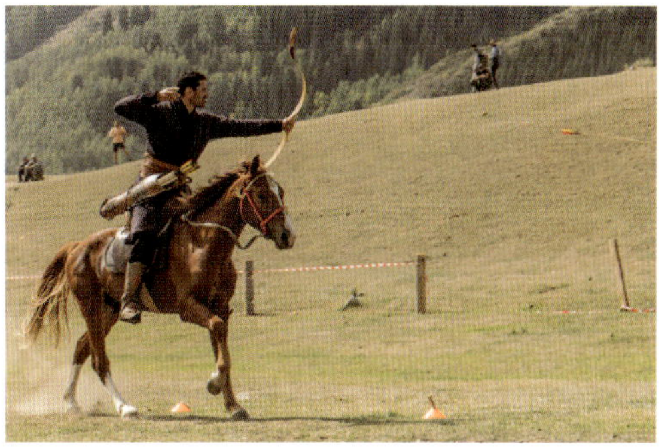

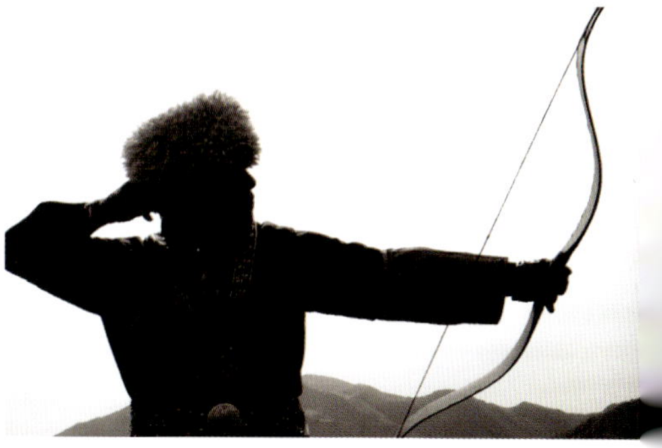

Kok Boru é o esporte nacional do Quirguistão, e se assemelha ao polo a cavalo, só que ao invés da bola, os jogadores competem com uma cabra decapitada. Vence quem marcar mais gols, ou "goats" (inglês para cabras) no adversário. Apesar de soar brutal, o esporte tem origem em uma antiga tradição dos nômades da Ásia Central de castigarem lobos que atacavam o rebanhos dos acampamentos jogando-os de um lado para o outro.

Já a outra arena ficava no maravilhoso Vale de Kyrchyn, onde foi montada uma vila cultural com mais de mil *yurtas* sob o céu azul infinito do Quirguistão. Em Kyrchyn aconteciam as disputas de arco e flecha tradicional e a cavalo, caça com falcão, Ordo (um jogo de estratégia que utiliza ossos de carneiro como peças), além de incontáveis performances culturais.

Muitas das competições exigiam que os atletas se vestissem com roupas ancestrais, e um passeio pelo World Nomad Games nos transportava para um passado fantástico, repleto de mulheres cavalgando com arcos em punho, homens de armadura desfilando e crianças equilibrando gaviões enormes em seus braços trêmulos.

Foi nesse cenário surreal que acompanhamos durante uma semana embates alucinantes e shows culturais emocionantes. Uma experiência transformadora que nos abriu os olhos e o coração para uma cultura extremamente rica que até então desconhecíamos por completo. Mas nosso contato com os nômades da Ásia Central estava apenas começando.

Kok Boru is the national sport of Kyrgyzstan. In simple terms, it is a polo-like game having a headless goat as a ball instead. It might sound very brutal, but the game has a cultural meaning behind its history. The game is based on the ancient tradition of nomads throwing recently captured wolves from one person to another, just after the wolf tried to attack their herd. Paradoxically, the very animal that used to be a victim of the wolves is the one symbolising it nowadays: the goat. Even scoring in Kok Boru is a pun: instead of scoring a goal, one marks a "goat".

The other arena was at the fascinating Kyrchyn Gorge, where a cultural villa with more than 1,000 yurts under the infinite blue sky of Kyrgyzstan was set up. Here took place the archery—both traditional and on horse—as well as hawk hunting, Ordo (a strategy game that uses mutton bones as pieces), and countless cultural performances.

Many games require athletes to dress accordingly, which means with the ancient traditional clothes. Thus, just wandering around the World Nomad Games would take us back to a fantastic medieval past, full of women riding horses with arches and bows, men parading in armour as well as children holding enormous falcons on their trembling arms.

In this surreal scenario, we followed mind-blowing battles and thrilling cultural performances for one week. It was a life changing experience that opened our eyes and hearts to an extremely rich culture we hadn't yet completely known, although our contact with the nomads was just beginning.

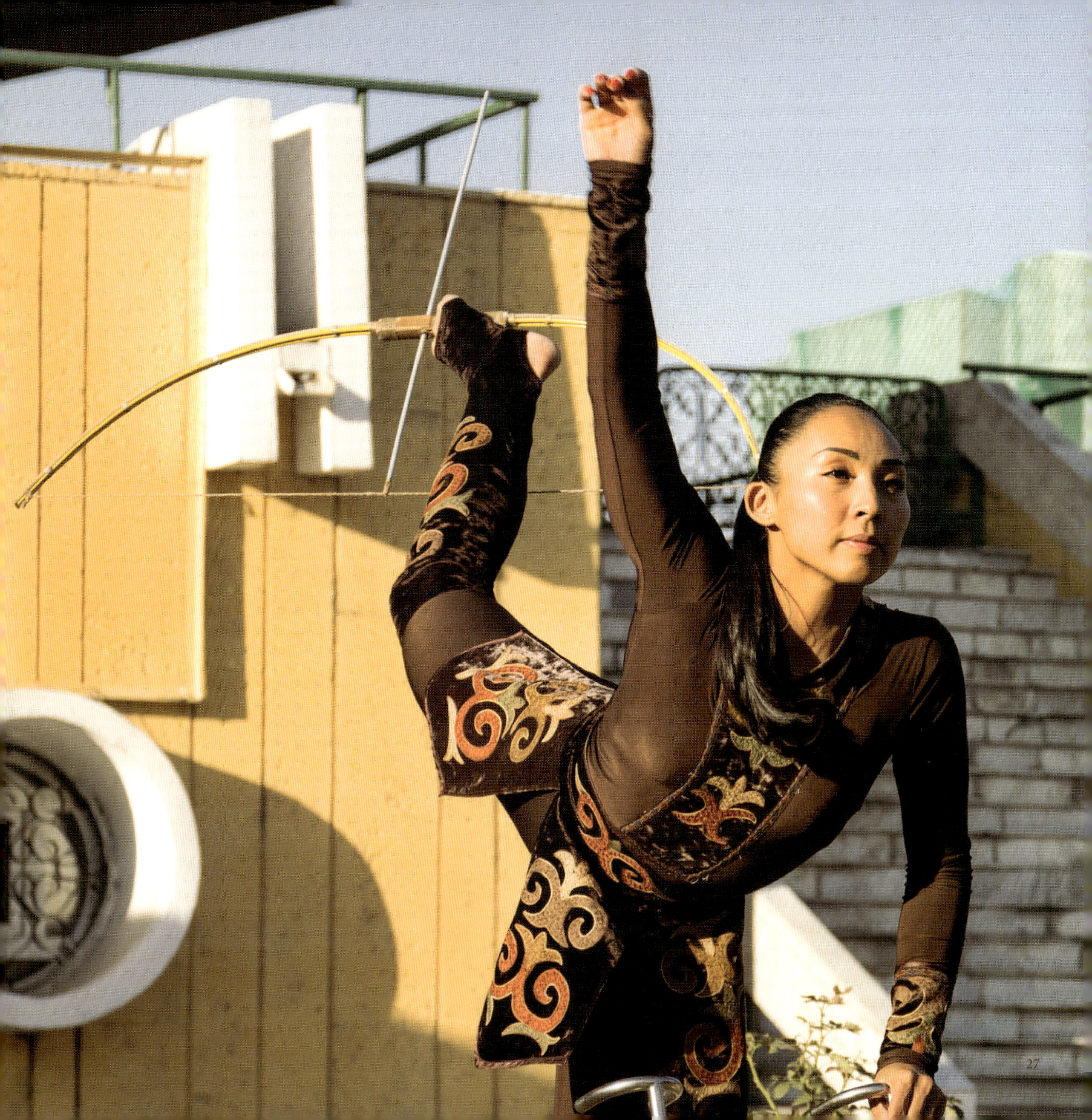

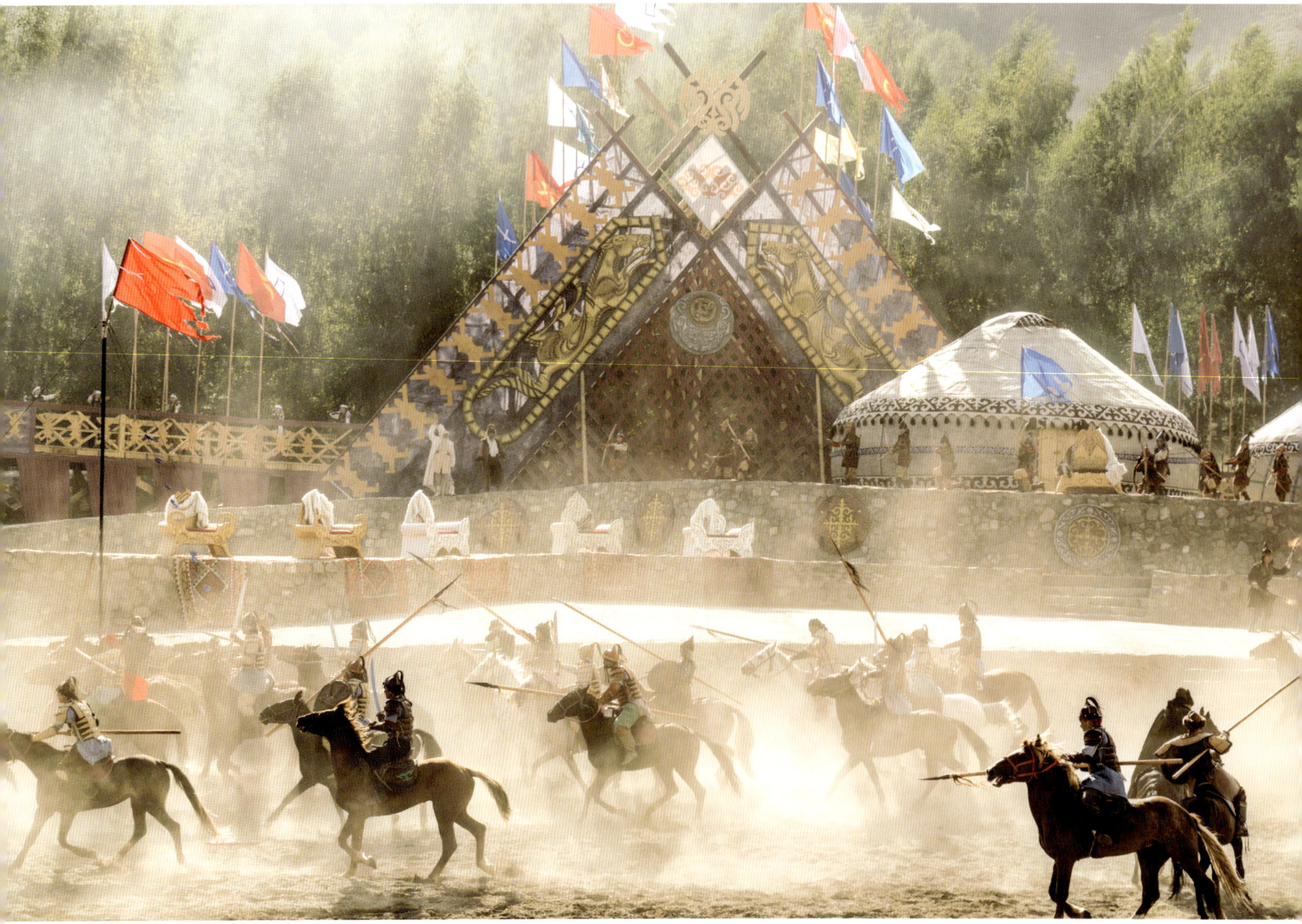

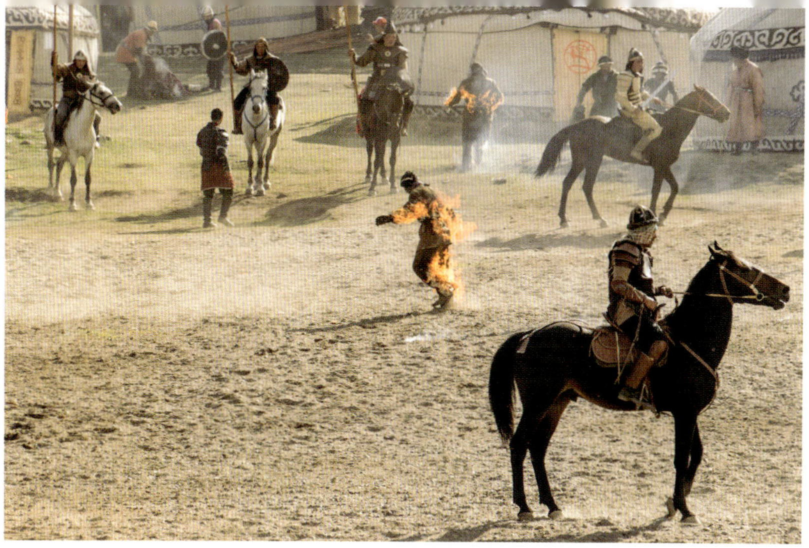

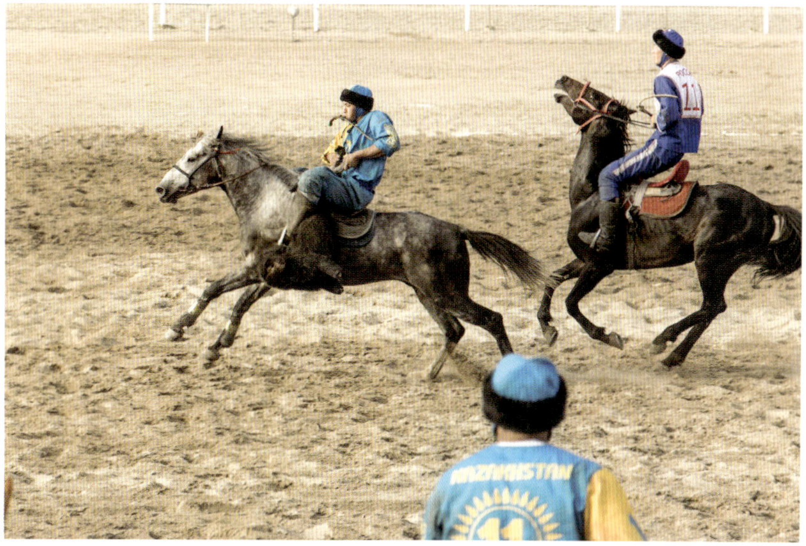

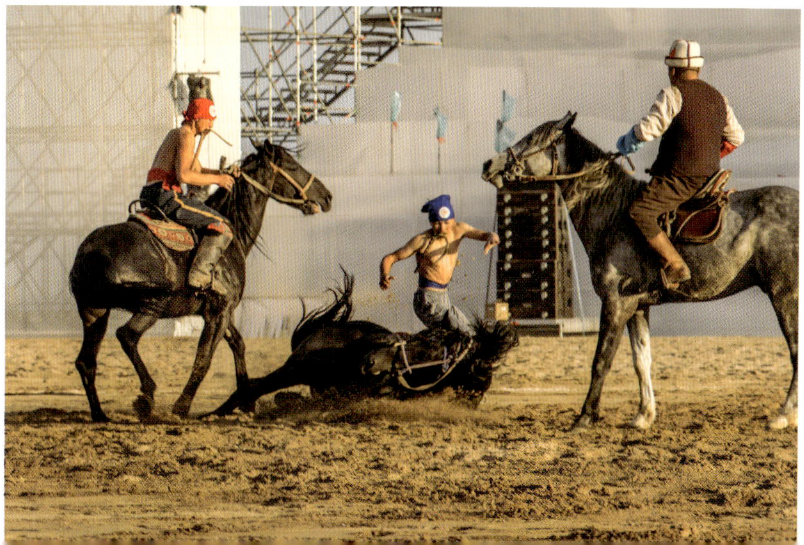

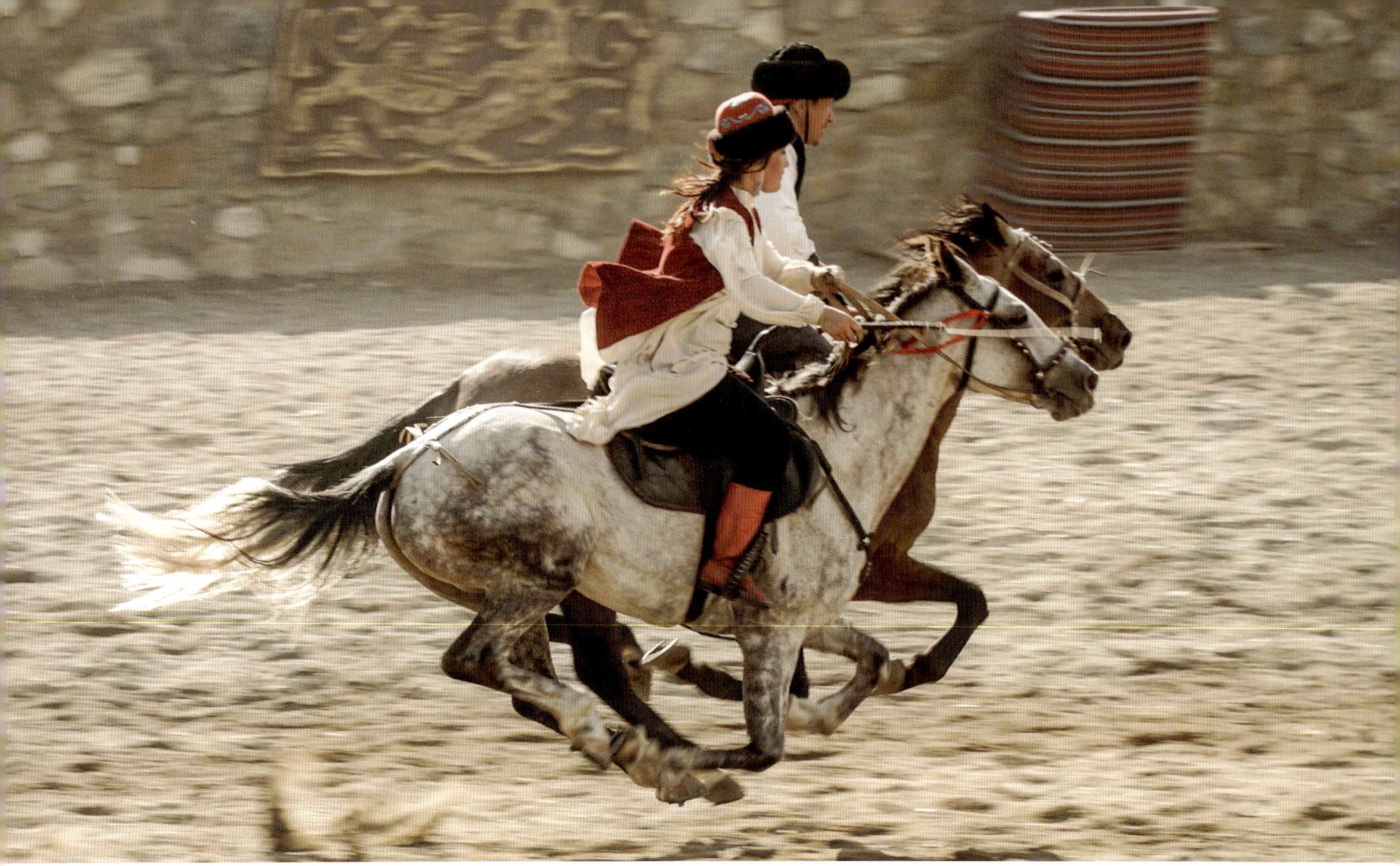

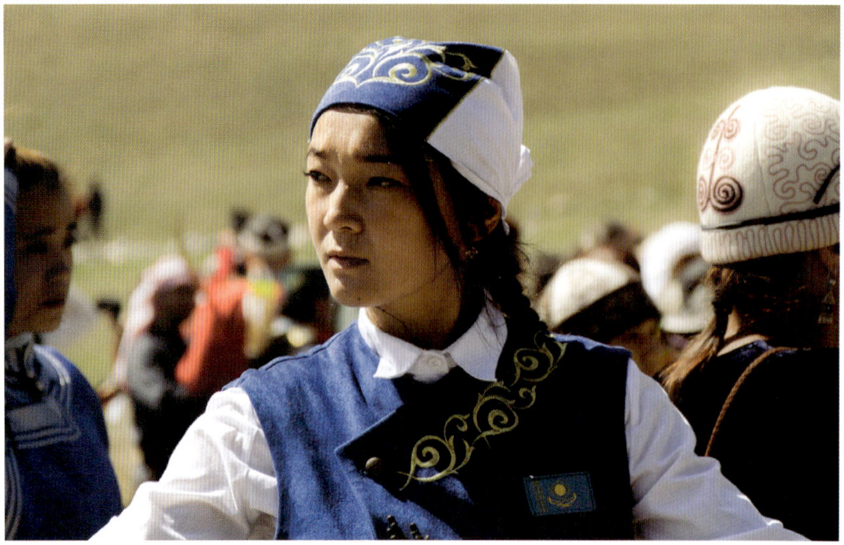

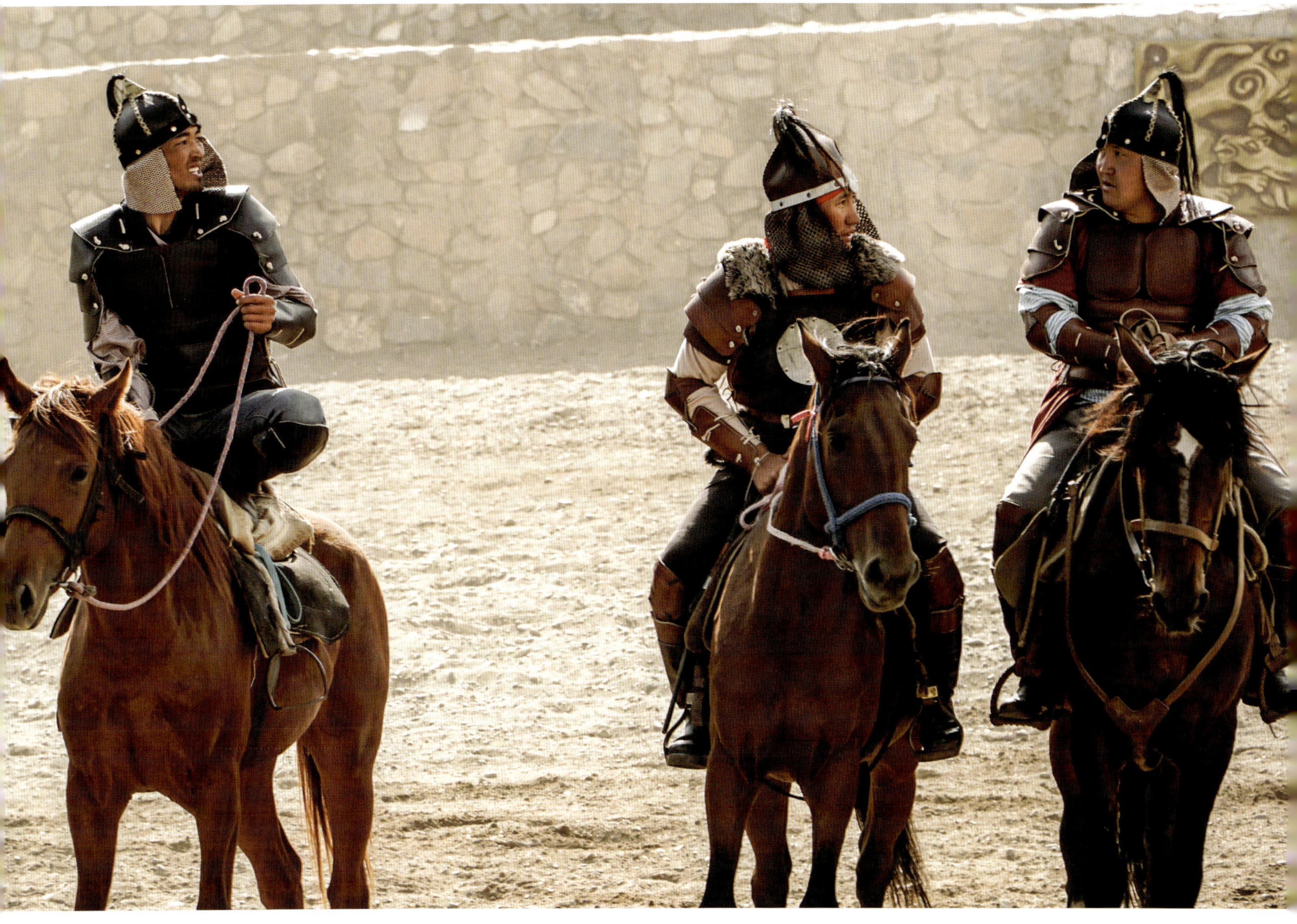

## CAPÍTULO DOIS
# O VIZINHO UZBEQUISTÃO

## CHAPTER TWO
# THE NEIGHBOUR UZBEKISTAN

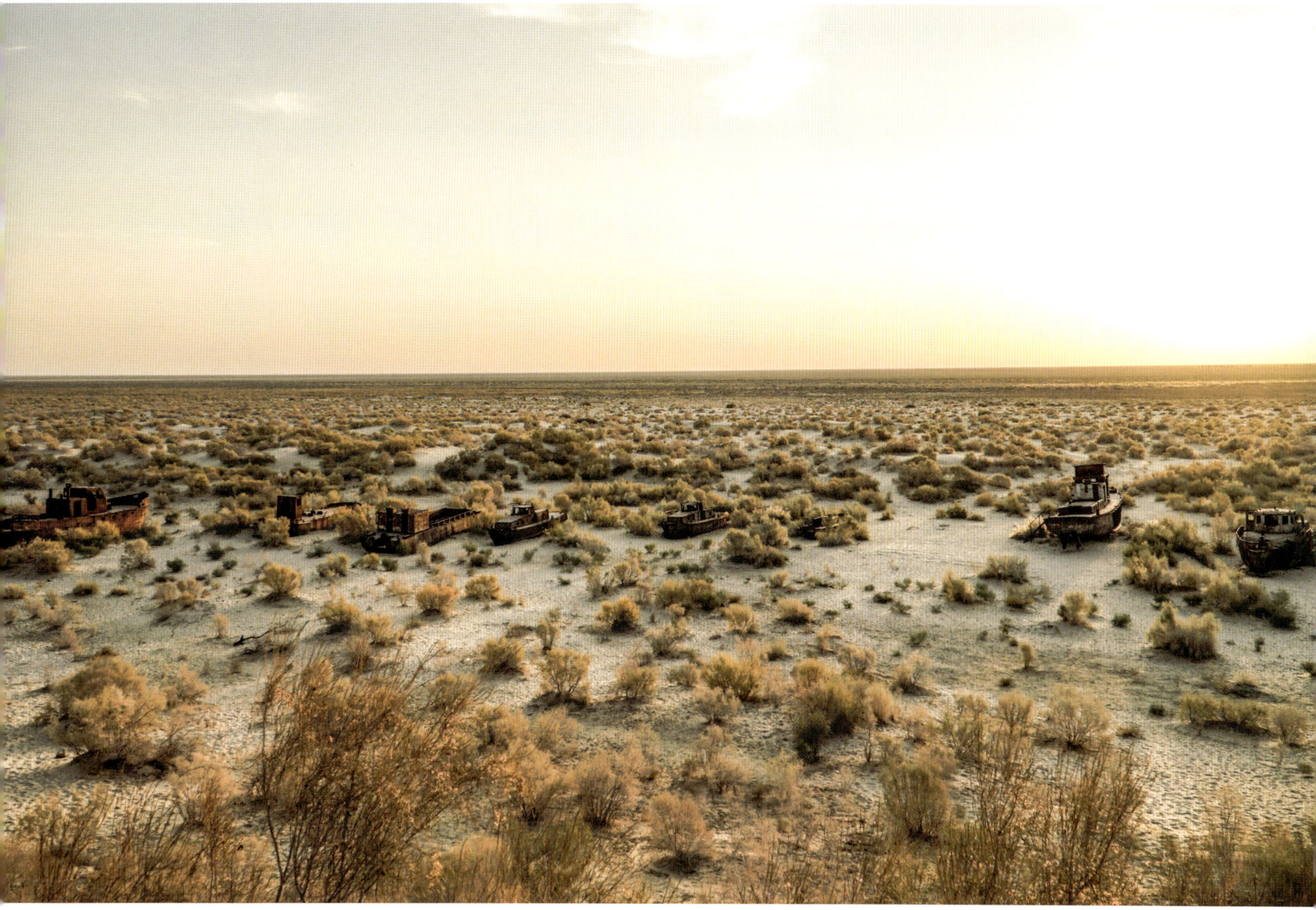

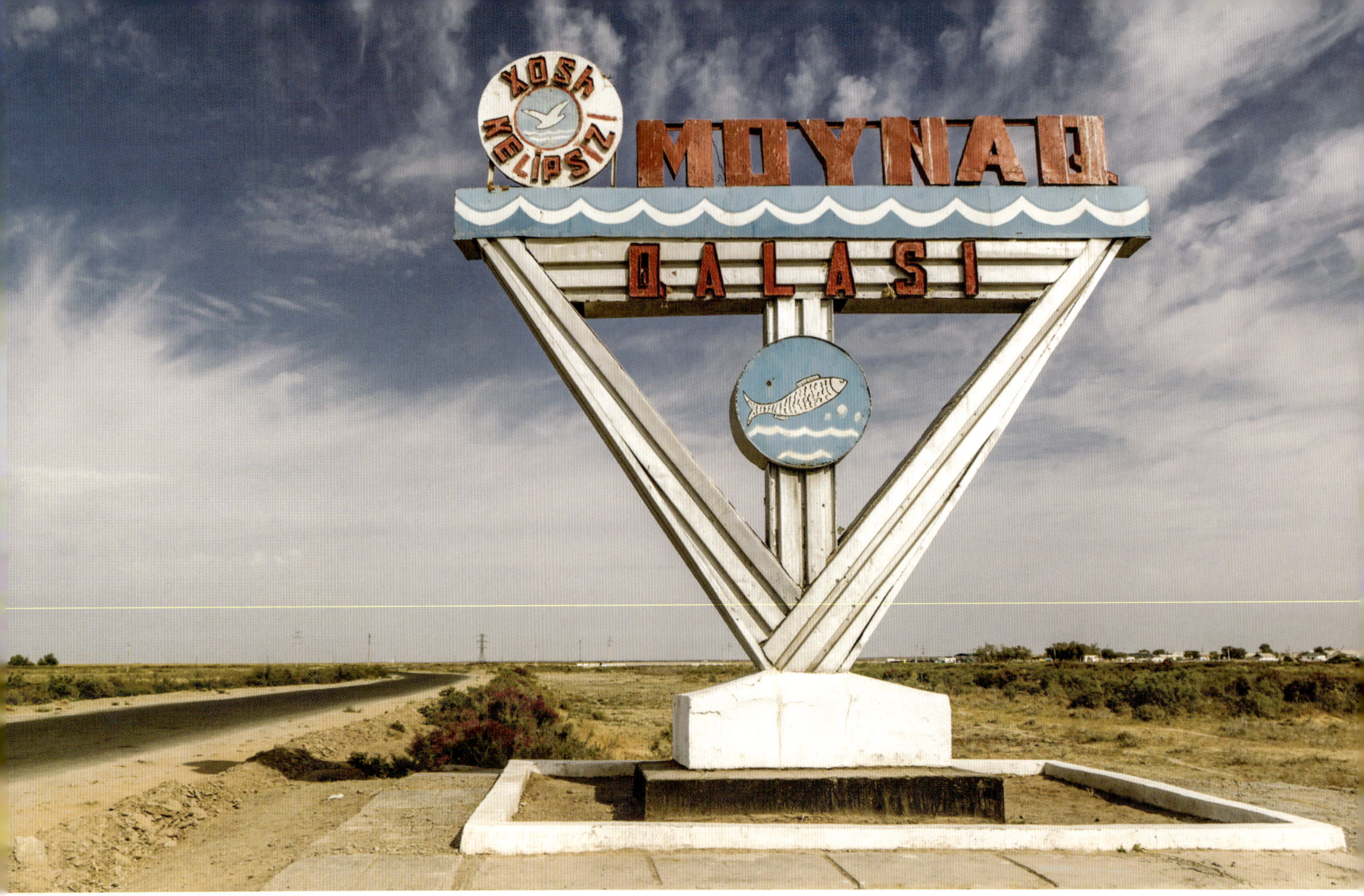
XOSh KELIPSIZ
MOYNAQ
QALASI

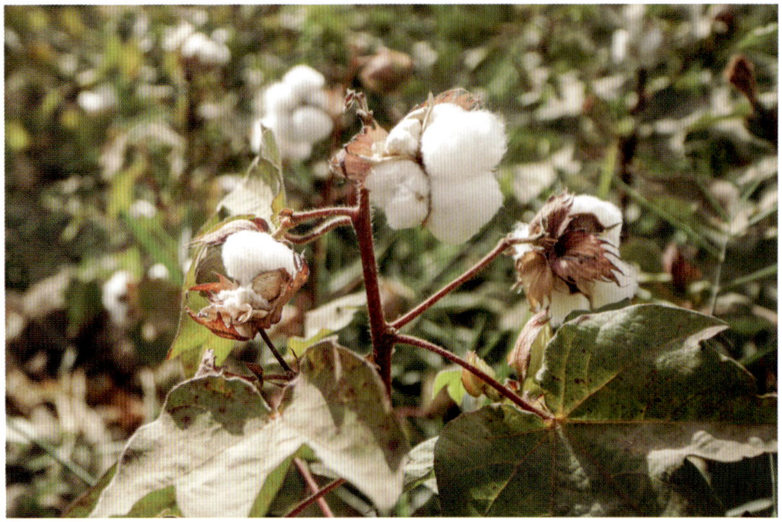

Depois de uma semana de cabras decapitadas, cavaleiros lendários e apresentações culturais dignas de uma crônica de Marco Polo, a verdade é que estávamos com mais questionamentos do que respostas. Quanto daquilo que havíamos presenciado era encenação para turista ver e o quanto era real? Quem eram os nômades? Onde eles viviam? Como conseguiram preservar essa tradição tão antiga? Todos da Ásia Central o fizeram, ou o Quirguistão era uma exceção lutando persistentemente para manter vivo um estilo de vida à beira da extinção?

Após alguns dias descansando na capital quirguiz, Bisqueque, e resolvendo entraves burocráticos com o visto, conseguimos um carro com a ajuda da agência de viagens Travel Land Kyrgyzstan e seguimos para o vizinho Uzbequistão. Uzbeques têm a mesma descendência dos quirguiz e poderiam nos ajudar a entender se todos os povos túrquicos haviam preservado seu nomadismo.

Apesar de a origem ser a mesma, a história recente dos dois países se desenrolou de forma bem diferente. De 1989 a 2016, o Uzbequistão havia sido governado por Islam Abduganiyevich Karimov, um ditador linha-dura reconhecido internacionalmente por ser um dos piores autocratas da história moderna, acusado inclusive de ferver seus inimigos políticos. A repressão no pequeno país da Ásia Central era grande, e, mesmo depois da morte do ditador, que acontecera dois anos antes da nossa visita, dava para esperar que o país ainda estivesse apenas começando a se recuperar de anos difíceis.

The truth is, after a week of headless goats, legendary knights and cultural performances worthy of a Marco Polo chronicle, we had more questions than answers. How much of all that we had seen was staged and how much of it was actually real? Who were the nomads? Where do they live? How did they preserve this very ancient tradition? Have all of the countries in Central Asia preserved it or was Kyrgyzstan just an exception, fighting persistent to keep alive a life style on the brink of extinction?

After a few days resting in the Kyrgyz capital, Bishkek, and working on some bureaucratic issues about our visa to Uzbekistan, we managed to get a car with the help of Travel Land Kyrgyzstan and drove to the neighbouring country. The Uzbeks have the same origin as Kyrgyz. Therefore, they could help us understand if all the Turkic tribes have preserved their nomadic style.

Even though they are from the same origin, the modern history of both countries has taken quite different routes. From 1989 to 2016, Uzbekistan was ruled by Islam Abduganiyevich Karimov, a quite cruel dictator internationally known for being one of the worst autocrats of modern history. He has been accused of, as one amongst many cruelties, having boiled their political enemies.

The suppression in this little country of Central Asia was huge. Even after the dictator's death, which had happened two years before our visit to Uzbekistan, we could expect to see them only recovering from those difficult times.

A flexibilização no processo de requerimento do visto, implementada pelo governo apenas alguns meses antes da nossa viagem, comprovava as intenções do novo governo de se abrir para o mundo. Esse afago burocrático, no entanto, não garantia aos turistas acesso irrevogável ao país. Na imigração por terra, o entrave era tanto, que em alguns momentos duvidamos de que realmente conseguiríamos conhecer o Uzbequistão.

Já era tarde da noite quando cruzamos a fronteira de carro. Os oficiais uzbeques nos fizeram esperar por horas na fila, sem nenhum motivo aparente. Não éramos os únicos presos ali naquele limbo diplomático; todos que tentavam cruzar a fronteira, a maioria quirguiz, passavam pela mesma situação.

Horas de espera mais tarde, um oficial veio nos pedir suborno. Queria que pagássemos por uma janela supostamente escura demais e por um seguro para o carro. Depois de momentos de bastante estresse e do pagamento de uma pequena quantia para cobrir o tal seguro, finalmente adentrávamos em terras uzbeques.

A primeira coisa que notamos no Uzbequistão é que o sorriso fácil dos locais, ao qual tínhamos nos acostumado no Quirguistão, havia sumido. Não que os uzbeques fossem antipáticos, mas pareciam muito mais desconfiados e sérios. Com o histórico recente de repressão, dava para entender por quê.

Nosso destino inicial era a isolada província autônoma de Karakalpakstan, no extremo oeste do país. Para chegar lá, tivemos que atravessar um deserto árido e monótono de mais de 400 quilômetros. Foram dois dias dirigindo ininterruptamente e dormindo no carro, para finalmente chegarmos à capital da província, Nukus.

The efforts of the new government to make it easier to obtain visas, carried out just a few months before our application, attested the intentions of them to open up to the world. Nevertheless, this bureaucratic kindness did not grant tourists ultimate access to the country. At the immigration, when we were crossing by land, the hindrance of our entrance was such that we had doubts we would eventually get to know Uzbekistan.

It was late in the night when we crossed the border by car. The Uzbek police had us waiting for hours in the queue for no apparent reason. We were not the only ones being held at that diplomatic limbo between Kyrgyzstan and Uzbekistan. Everyone who was trying to cross the border over there majority Kyrgyz, were facing the same situation as us.

A few hours later, an official man approached us for some money. He wanted us to pay for a window supposedly too dark and for the insurance of the car. After quite a stressful moment—and a payment to cover the alleged insurance, which we had paid in Kyrgyzstan as well—we were finally entering Uzbeks land.

The first thing we noticed in Uzbekistan was that the easy smiles from locals which we were used to get in Kyrgyzstan were no longer there. We are not saying Uzbeks are not friendly; they just seemed more suspicious and serious. Well, after the years of oppression they went through, we could understand why.

Our first destination was the autonomous remote province of Karakalpakstan, in the extreme west of the country. We had just crossed the border in the extreme east. In addition, to arrive at our destination, we had to cross over 350 kilometres of one of the most arid and tedious deserts. In total, we drove more than 2,000 kilometres over two days and nights uninterrupted, sleeping in the car in order to make it to the capital of the province, Nukus.

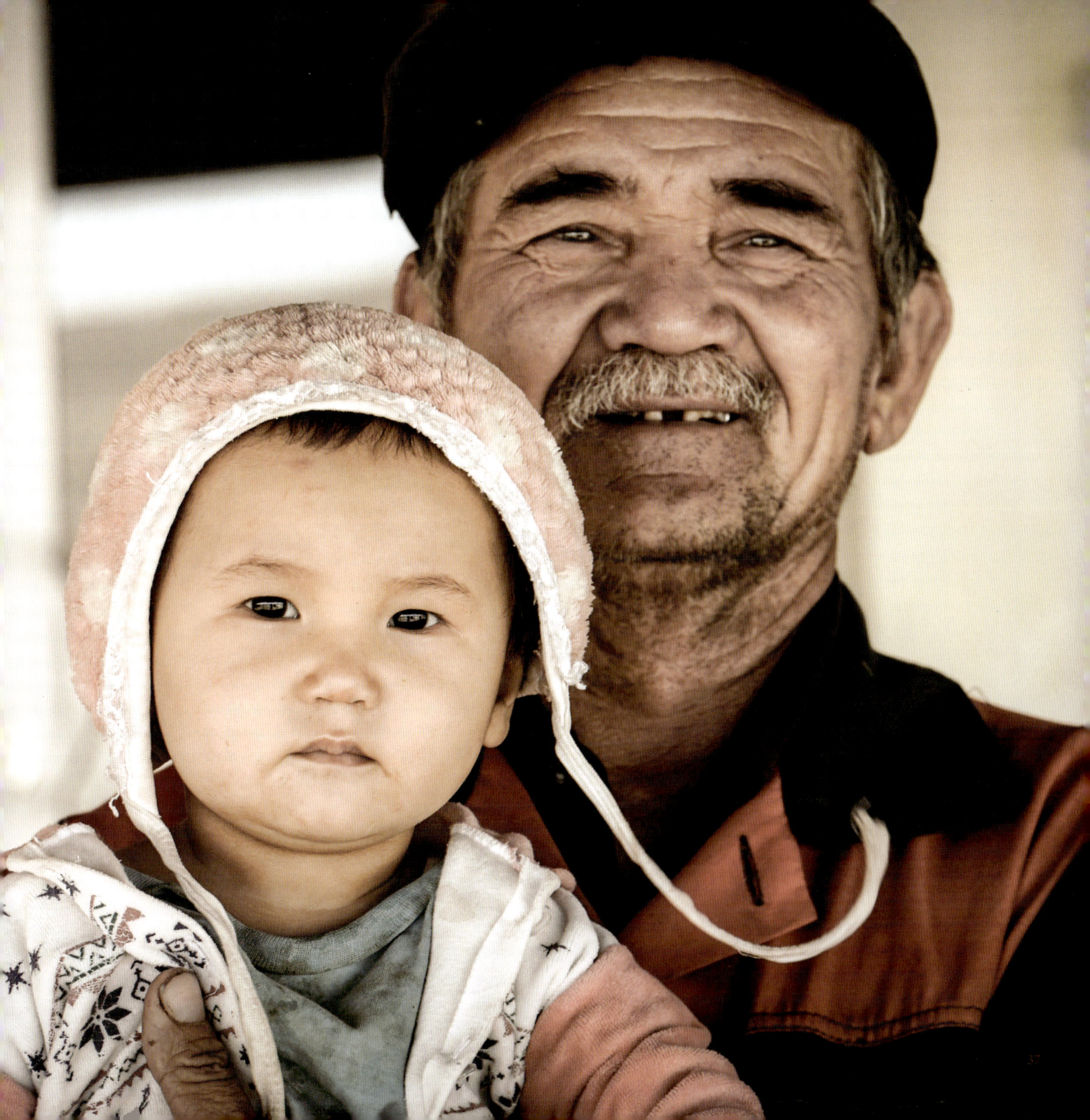

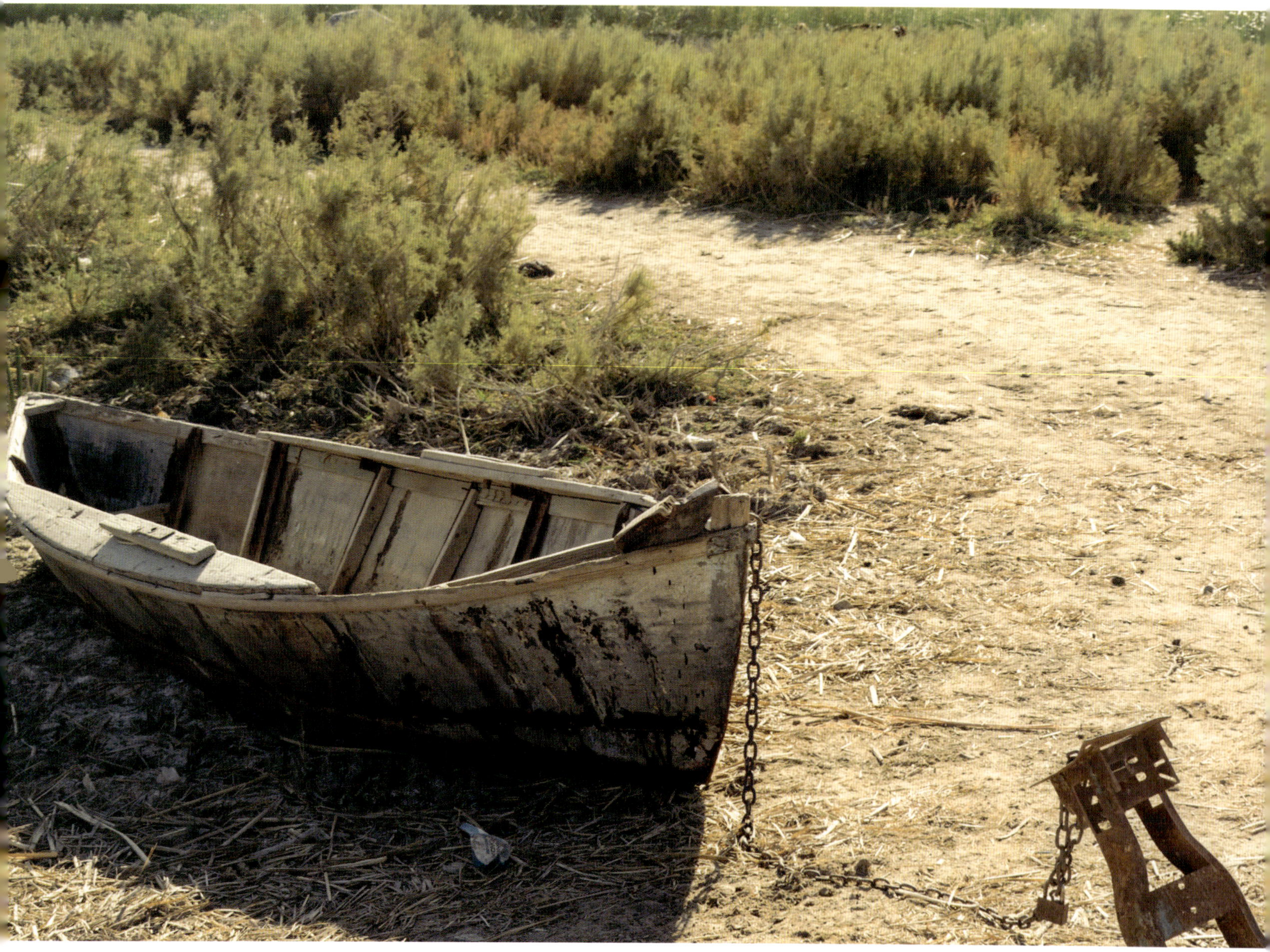

Com 300 mil habitantes e infraestrutura um tanto precária, para nossa surpresa, Nukus escondia um grande tesouro: a cidade é sede de um dos mais importantes museus de arte avant-gard do mundo. O *Nukus Museum of Art* (Museu de Arte de Nukus, em português) é tão impressionante que já foi considerado "O Louvre do Deserto" por diversas publicações internacionais.

Curiosamente, essa vasta coleção de obras de arte só foi possível por conta do isolamento da cidade. Isso porque, nos piores anos de repressão da União Soviética, qualquer expressão artística que contestasse o regime socialista era banido, e os autores, mortos ou enviados para os campos de trabalhos forçados, conhecidos como Gulags. Nos anos 50, um antropólogo e colecionador russo de família abastada chamado Igor Savitsky desafiou as ordens de Moscou e começou a coletar essas obras proibidas. Aproveitando o isolamento de Nukus, ele se mudou para a cidade e escondeu ali todos os quadros e artefatos adquiridos clandestinamente durante suas viagens pela União Soviética. Foi somente em 1985, com a Perestroika, que a coleção privada de Savitski foi revelada para o mundo. O antropólogo havia morrido no ano anterior.

A história do Louvre do Deserto era fascinante, mas não nos dava pistas sobre a cultura nômade no país. Pelo contrário, apesar da infraestrutura precária de Nukus, não víamos uma *yurta* sequer no horizonte. Todos pareciam viver em casas, se locomover em carros ao invés de cavalos e em nada se assemelhavam aos seus parentes quirguiz.

Nukus has just more than 300 thousand inhabitants and lacks reliable infrastructure such as good roads, illumination, shops and so on. But to our surprise, the town holds a huge treasure. Nukus is home of one of the most important avant-garde museums of the world. The Nukus Museum of Art is so impressive that it has been considered as "The Louvre of the Desert" by many international sources.

Curiously, the vast collection of art was just made possible due to the isolation of the city. That's because during the worst years of Soviet Union oppression, they banned any artistic expression that could contest the socialist regime, either killing the authors or sending them to forced labour camps also known as Gulags.

During the 50's, Igor Savitsky, a Russian anthropologist and art collector from a wealthy family, defied the orders of Moscow and started to collect these forbidden art works. Taking advantage of the isolation of Nukus, he moved over there and hid all of the paintings and artworks acquired illegally during his travels through the Soviet Union. It was only in 1985, with the Perestroika, that the private collection of Savitski was revealed to the world. The anthropologist had died the previous year.

Although the history of the Louvre of the Desert is fascinating, it did not give us any clue about the nomadic lifestyle in the country. On the contrary, we did not see even one little yurt on the horizon, albeit the lack of good infrastructure of Nukus. It looked like everyone lived in houses, commuted by cars instead of horses, and had nothing to do with their Kyrgyz relatives.

Tínhamos pouco tempo e uma importante missão pela frente, então resolvemos seguir viagem, adentrando ainda mais o interior do Uzbequistão. Chegamos até os confins do país, no pequeno vilarejo de Moynaq, outro local desconhecido pela grande parte do mundo ocidental, mas que também reservava uma história impactante. Moynaq é a sede de uma das piores catástrofes ambientais já causadas pelo homem: a seca quase completa do que um dia já foi o quarto maior mar continental do mundo.

Por séculos, o Mar Aral foi a fonte de sustento para milhares de famílias da região, fornecendo peixe para quase toda a União Soviética. Em 1960, planos soviéticos de transformar o Uzbequistão no maior produtor de algodão do mundo, fizeram com que os principais afluentes do Aral fossem desviados para as plantações. A estratégia deu certo e, em 1988, o país se tornou o maior exportador de algodão da história, considerado na época como "ouro branco". Os habitantes de Moynaq pagaram um alto preço pelo sucesso, e o Mar Aral começou a secar rapidamente. Em menos de cinco décadas, quase nada sobrou do que um dia foi a principal fonte de renda e alimento para a região.

A seca do Mar Aral teve repercussões ainda maiores. A areia que sobrou estava carregada de sal e toxinas, que, quando carregadas pelo vento para as plantações vizinhas, inutilizaram completamente a terra. A economia local, assim como a saúde dos habitantes, foi drasticamente comprometida, e até hoje Moynaq sofre graves consequências.

Enquanto caminhávamos absortos por aquele mar de areia repleto de grandes embarcações enferrujadas, mal podíamos imaginar que o cenário pós-apocalíptico era na verdade nossa primeira pista para entender o porquê de os uzbeques não terem mantido viva sua tradição nomádica.

We had an important mission ahead of us and not much time; for this reason we decided to carry on and go even further in the countryside of Uzbekistan. We reached the end of the country, in a small village. Moynaq is just another place not known by the large part of the occidental world that has a very shocking story. This village was the home of one of the worst environmental catastrophes caused by humans in the history of civilization. What was once the fourth largest continental sea on the planet is almost nothing today, with most of its territory reduced to a desert.

For many years, the Aral Sea was the source of livelihood for thousands of families of the region, supplying fish for almost the entire Soviet Union. In 1960, Soviet plans to turn Uzbekistan into the world's largest cotton producer diverted Aral's main tributaries to plantations. The strategy worked, and by 1988 the country became the largest cotton exporter of history. At that time, some even referred to cotton as the "white gold". The inhabitants of Moynaq, however, paid a high price for this achievement, and the Aral Sea started to dry very rapidly. In less than five decades there was barely anything of what had been once the main source of income and food for the region.

The drought of the Aral Sea—irreverently called Aral Sand today—had even worst repercussions. The remaining sand was laden with salt and toxins, and whenever carried by the wind to the nearby plantations, rendered the land completely unusable. The local economy as well as the health of the locals drastically compromised. Moynaq suffers these consequences even up to today.

As we walked between a few rusty vessels enthralled by the sea of sand, little did we know that this post-apocalyptic scenario would actually be our first clue to understand the reason why Uzbeks had not preserved their nomadic traditions.

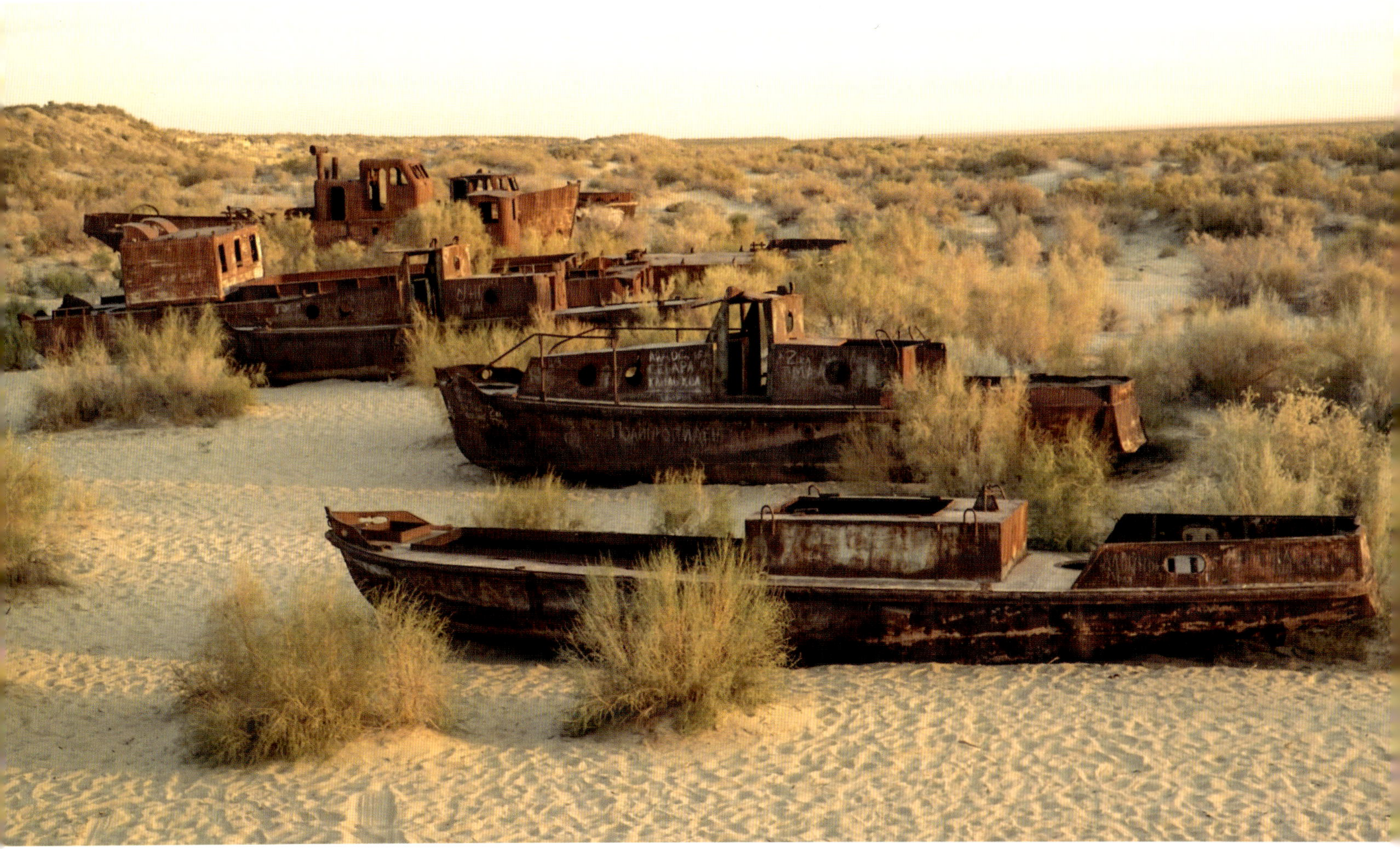

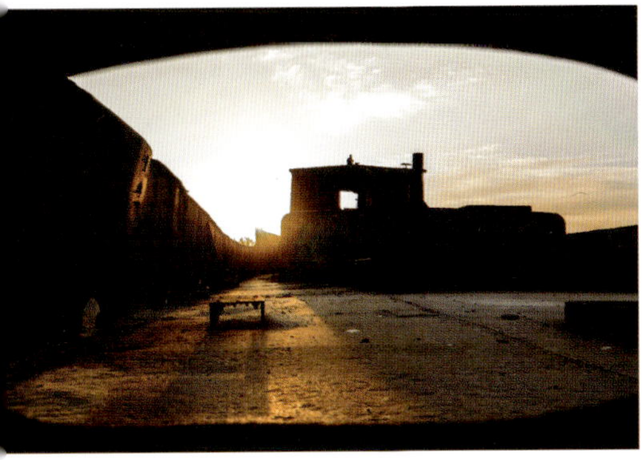

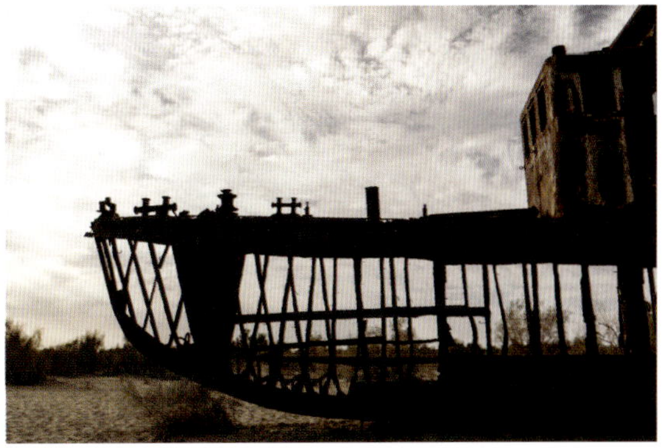

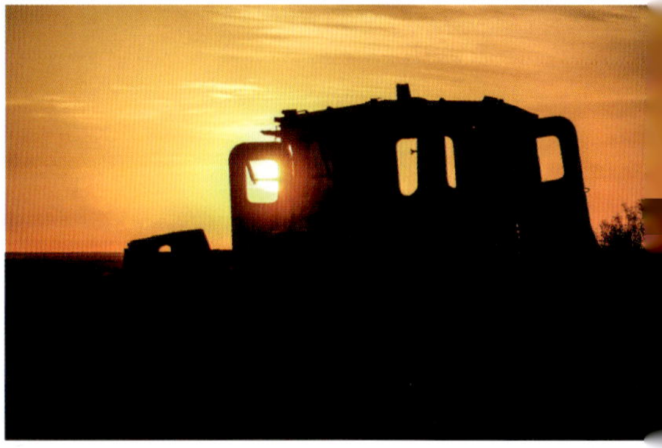

CAPÍTULO TRÊS

# OS ANTINÔMADES

CHAPTER THREE

# THE ANTI-NOMADS

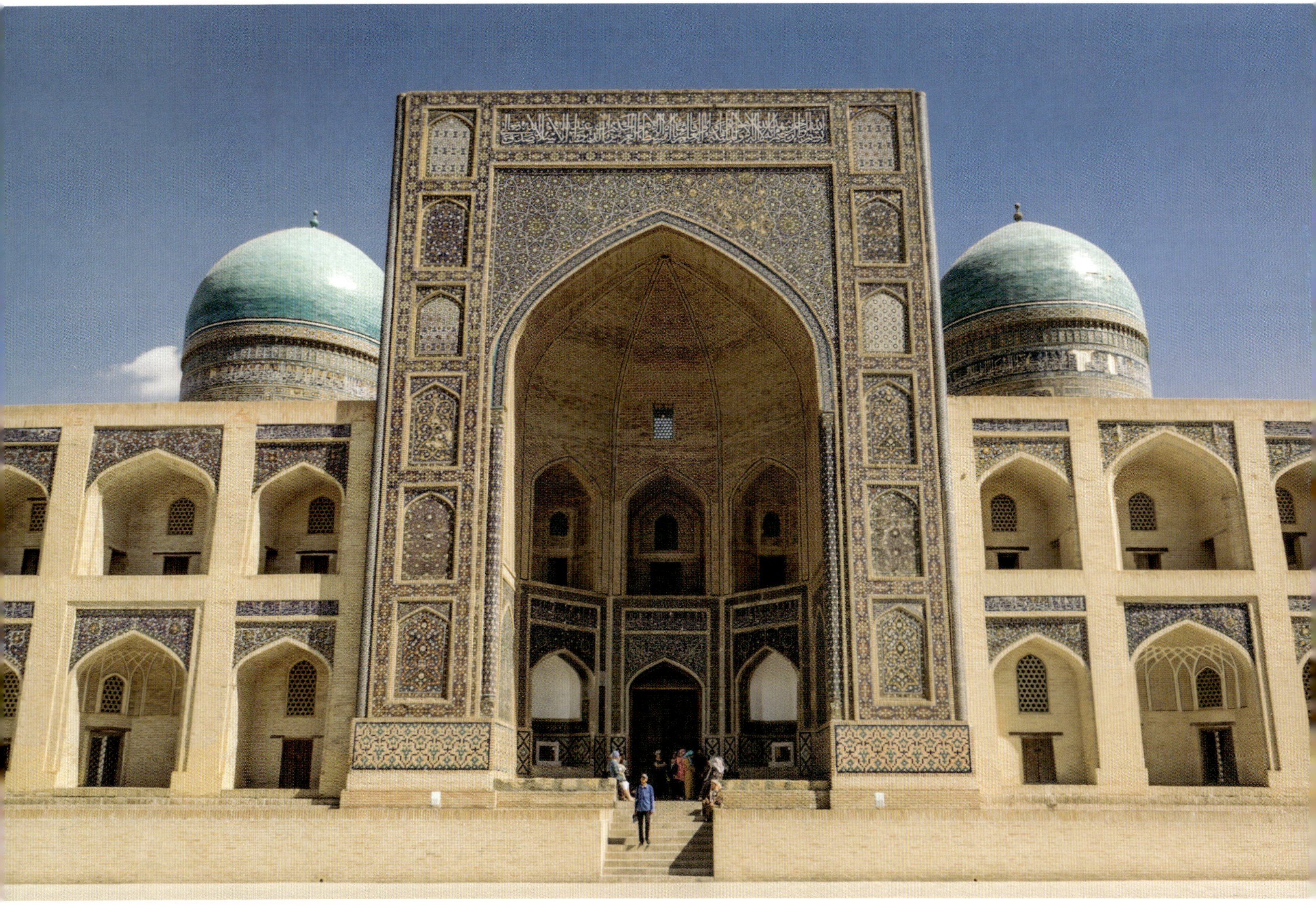

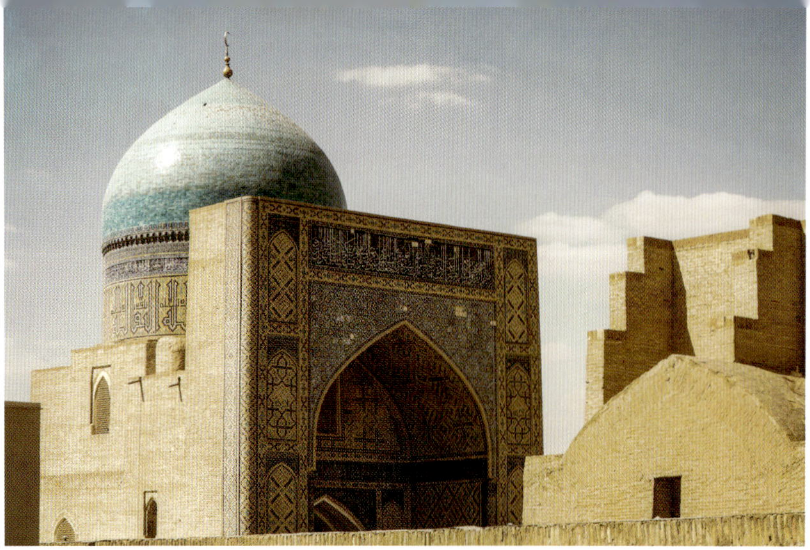

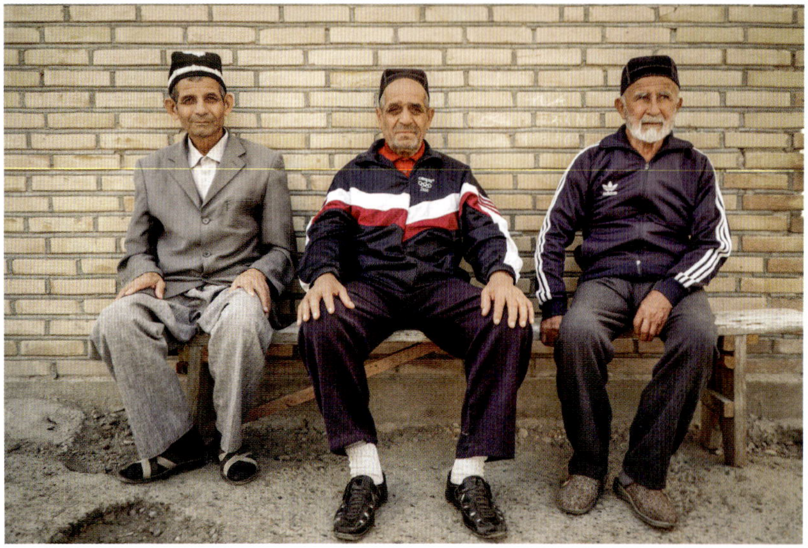

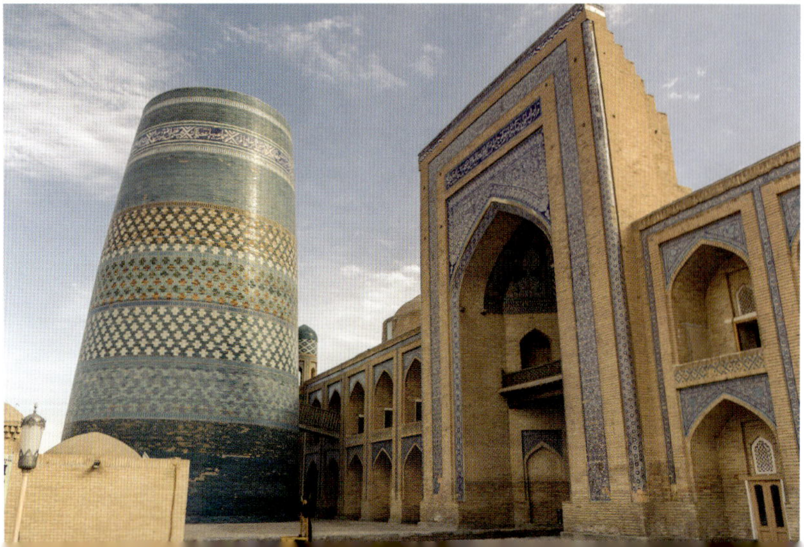

Ainda com as solas dos sapatos carregadas de grãos de areia do "Deserto de Aral", começamos a fazer o nosso caminho de volta pelo interior do Uzbequistão. Queríamos percorrer as famosas cidades da Rota da Seda em busca de vestígios da cultura nômade, até adentrarmos novamente o Quirguistão.

A Rota da Seda foi a maior rede de comércio intercontinental do Mundo Antigo, tendo funcionado de 130 a.C. a 1453 d.C.. Durante séculos, milhares de comerciantes, artistas, estudiosos e aventureiros passaram por ali carregando bugigangas, ideias, anseios e, obviamente, seda. Este, um produto muitas vezes mais valorizado que o ouro.

As caravanas de comércio saíam da África, Ásia e Europa, traçando diferentes caminhos marítimos e terrestres, e se encontravam em cidades estratégicas para fazer negócios. Mas essas redes não foram significativas somente do ponto de vista mercantil, elas também contribuíram para uma integração cultural e política, expandindo a concepção de mundo das pessoas que a integravam. Influências artísticas, sociais e espirituais vindas do Oriente e do Ocidente convergiam ao longo da Rota da Seda e ajudaram a moldar o que entendemos hoje como Mundo Moderno.

Entre algumas das cidades mais importantes e preservadas da rota histórica, quatro ficam no Uzbequistão: Khiva, Samarkhand, Bukhara e Tashkent. Juntas, elas representam alguns dos melhores exemplares da arquitetura islâmica medieval ainda existentes.

We started our way back with the soles of our shoes still full of sand grain from the "Aral Desert". We wanted to go through the famous cities of the Silk Route in pursuit of nomadic cultural traces until entering Kyrgyz land once again.

The Silk Route was the largest intercontinental business network of the Ancient World, operating from 130 BC to 1453 AD. For centuries, thousands of businessmen, artists, scholars and adventurous travellers passed through it carrying baubles, ideas, anxieties, and obviously, silk. The latter, one of the most desired products, had its value higher than gold at some points in history.

The business caravans came from Africa, Asia and Europe tracing different maritime and terrestrial ways. They would all meet at some strategic cities in order to do business. However, these networks were not only significantly important business wise, they have also contributed to a cultural and political integration, expanding the worldview of its people. Artistic, social and spiritual influences from both the East and the West met along the Silk Route and helped to shape what we understand today as the Modern World.

Amongst some of the most important and preserved cities of the historical route, four are in Uzbekistan: Khiva; Samarkand; Bukhara and Tashkent. Together, they represent some of the best examples of medieval Islamic architecture still existent.

A primeira delas em que paramos foi Khiva, a pequena cidade murada conhecida por suas madraças (escolas islâmicas) e minaretes (torres adjacentes às mesquitas de onde as cinco preces diárias são anunciadas), de beleza excepcional. Localizada em meio a um oásis, suas construções medievais repletas de mosaicos azuis-turquesa chamam ainda mais atenção pelo contraste com o imenso deserto que a cerca.

A ideia de oásis sempre nos fascinou, essas regiões férteis que resistem a um ambiente extremamente hostil e oferecem consolo e esperança àqueles que tentam cruzar o deserto. Quantos viajantes não haviam sucumbido em busca de um refúgio, e quantos outros não foram surpreendidos com a sombra das palmeiras e o reflexo das águas despontando no horizonte?

Bem preservada, Khiva é um verdadeiro museu a céu aberto, reconhecida pela UNESCO como Patrimônio Mundial da Humanidade. A cidade foi capital do poderoso Khanato de Khiva, e possuía alguns dos maiores mercados de escravos da Ásia Central, atraindo comerciantes do Oriente Médio, Ásia e Europa. Até hoje, inúmeras lendas sustentam a brutalidade de seus governantes, permeando a imaginação de moradores e visitantes com as piores atrocidades.

The first stop was Khiva, the little walled city known for its many madrasas—Islamic schools—and minarets—the tower next to the mosque from where the five-a-day prayers are announced—of exceptional beauty. In the middle of an oasis, its medieval structures replete of turquoise blue mosaics draw even more attention by contrasting with the beige from the immense desert that surrounds the town.

The idea of an oasis has always fascinated us. To have a fertile place that resists an extremely hostile environment, offering consolation and hope to those daring to cross a desert, is incredible. How many travellers have succumbed searching for a refuge; and how many more have been surprised by the shades of palm trees and reflections of the sky on the water dawning on the horizon?

Very well preserved, Khiva is a truly open-air museum recognised as a World Heritage Site by UNESCO. The city was once the capital of the powerful Khiva Khan, with one of the largest slave markets of Central Asia, thus attracting many traders from the Middle East to Asia and Europe. Numerous legends continue to sustain the brutality of Khiva's rulers, pervading the imagination of both locals and visitors with the worst atrocities.

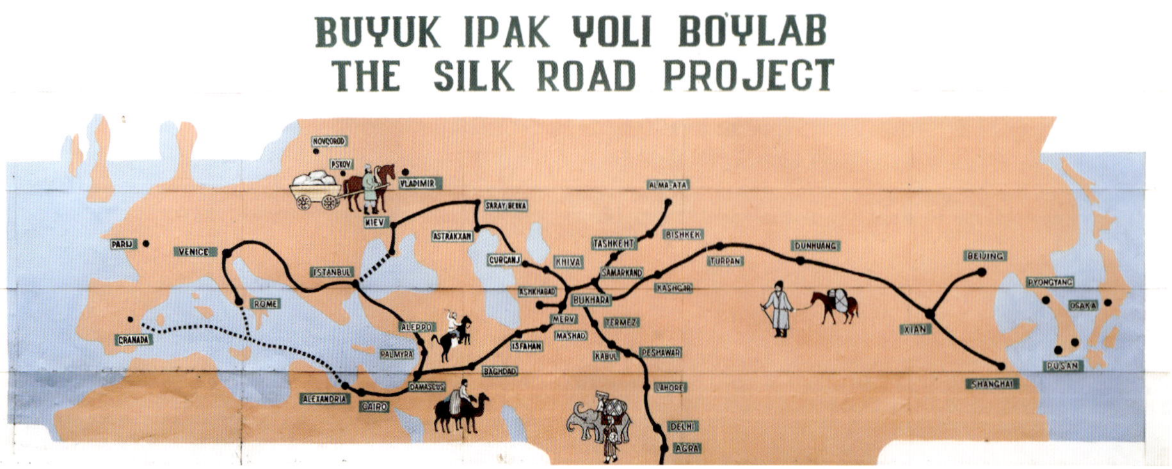

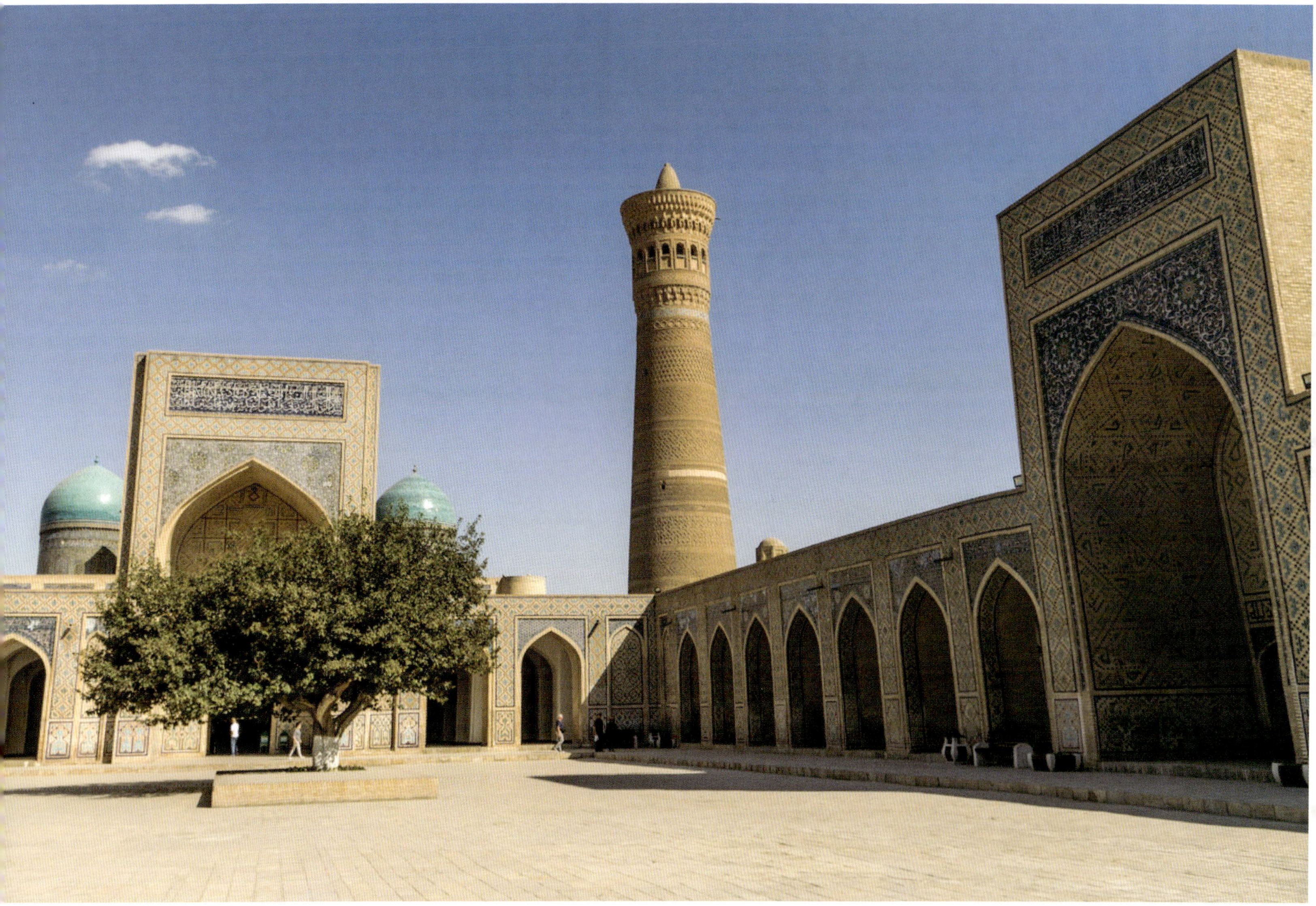

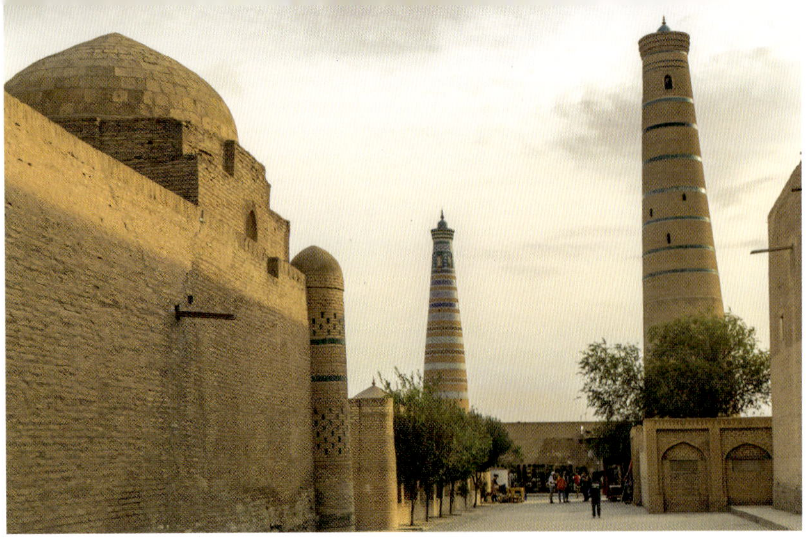

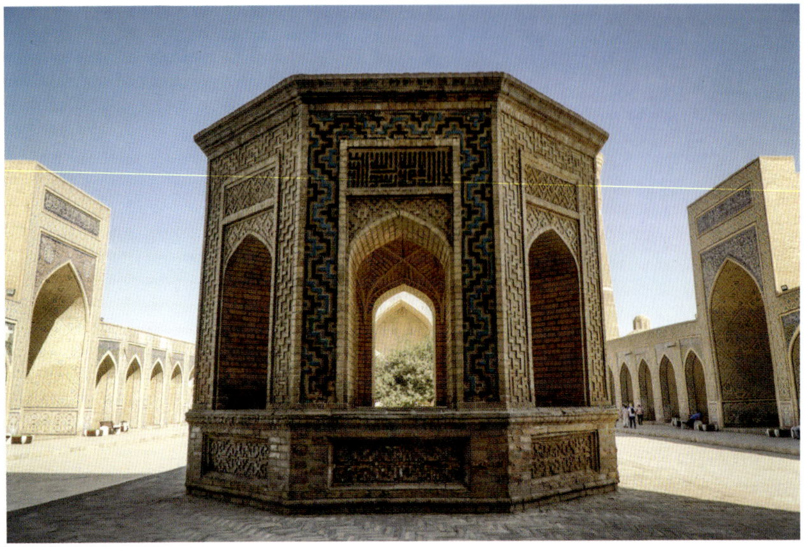

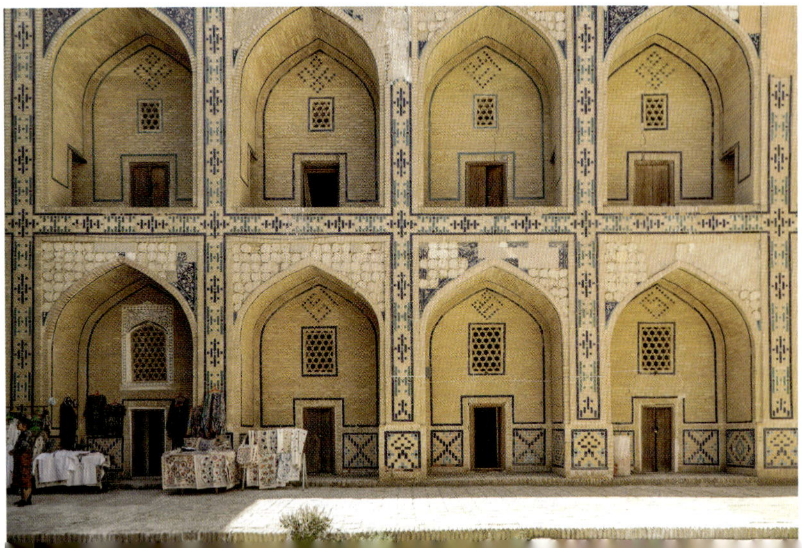

Entre as construções mais icônicas de Khiva está Kalta-Minor (literalmente "Pequeno Minarete"). O nome faz referência ao formato diminuto da torre, mas esconde seu verdadeiro propósito. Kalta-Minor foi projetada pelo Khan Mohammed Amin, em 1855, para ser o maior minarete da Ásia Central, capaz de ser avistado por todas as caravanas do deserto.

Segundo a lenda, o Khan de Bukhara, outro poderoso canado, não ficou feliz com as ambições do rival e resolveu contratar o mesmo arquiteto de Kalta-Minor para subir uma torre ainda maior em seu estado. Ao saber dos planos, Mohammed Amin decidiu assassinar o mestre de obras assim que o mesmo terminasse o minarete em Khiva. A informação chegou aos ouvidos do arquiteto, que, temendo por sua vida, fugiu na calada da noite e nunca mais foi visto.

Kalta-Minor permanaceu inacabado, com apenas 28 metros ao invés dos 80 inicialmente encomendados. Com uma base desproporcionalmente larga, o minarete adornado de mosaicos azuis-turquesa se tornou o maior símbolo de Khiva, possível de se admirar até mesmo de fora dos muros da cidadela.

Enquanto caminhávamos pelas vielas próximas a Kalta-Minor, uma casa com a estrutura de barro típica da região e porta larga de madeira entalhada nos chamou a atenção. Resolvemos entrar e fomos recebidos por um dos proprietários da antiga madraça, convertida em hotel. O jovem Akram nos revelou orgulhoso que sua família vivia dentro dos muros de Khiva há centenas de anos, desde os tempos de glória do canado. Com a voz suave e inglês tímido, ele nos contou como o local servira de abrigo para filósofos, estudiosos e comerciantes provenientes de todos os cantos do mundo durante suas travessias pela Rota da Seda.

Amongst all the iconic structures, there is the Kalta-Minor—literally translated to 'little minaret'. The name refers to the short height of the tower, albeit hiding its true meaning. In 1855, the Khan Mohammed Amin of Khiva planned to have Kalta-Minor as the largest minaret of Central Asia, allowing it to be seen by all caravans in the desert. According to the legend, the Bukhara Khanate, another powerful Khan, was not happy with its rival's ambition and decided to hire the same architect of Kalta-Minor to build an even higher minaret on their Khanate. Upon learning about the plans of Bukhara Khan, Mohammed Amin decided to kill the architect as soon as he had finished the work. This information had made itself to the architect's ear, whom, afraid of his life, fled in the middle of the night and was never seen again.

Kalta-Minor remained unfinished, with just 28 metres height instead of the 80 metres initially commissioned. The rather disproportionately wide base minaret decorated with turquoise blue mosaics has become Khiva's greatest symbol, seen and admired even beyond the walls of the citadel.

As we wander about alleyways near Kalta-Minor, a little house of mud typical from the region, with a large carved wooden door caught our eyes. We decided to go in and were welcomed by one of the owners of the old madrasah currently converted into a hotel. The young Akram proudly revealed to us that his family has lived within the walls of Khiva for hundreds of years, since the glory old times of the Khanate. With a soft voice and a strong accent, he told us in English how the region has served as a shelter for philosophers, scholars and traders from all over the world during their crossings through the Silk Route.

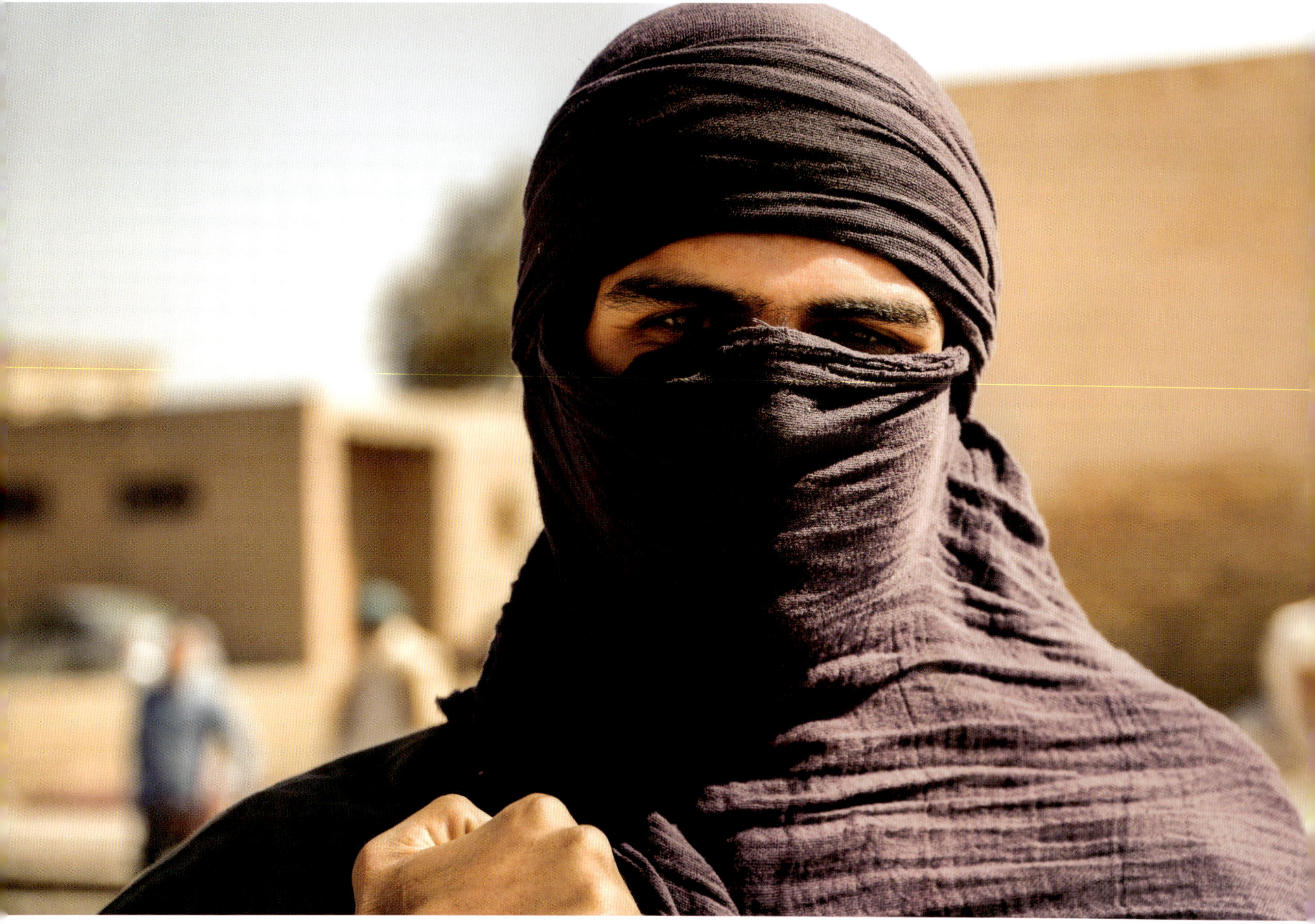

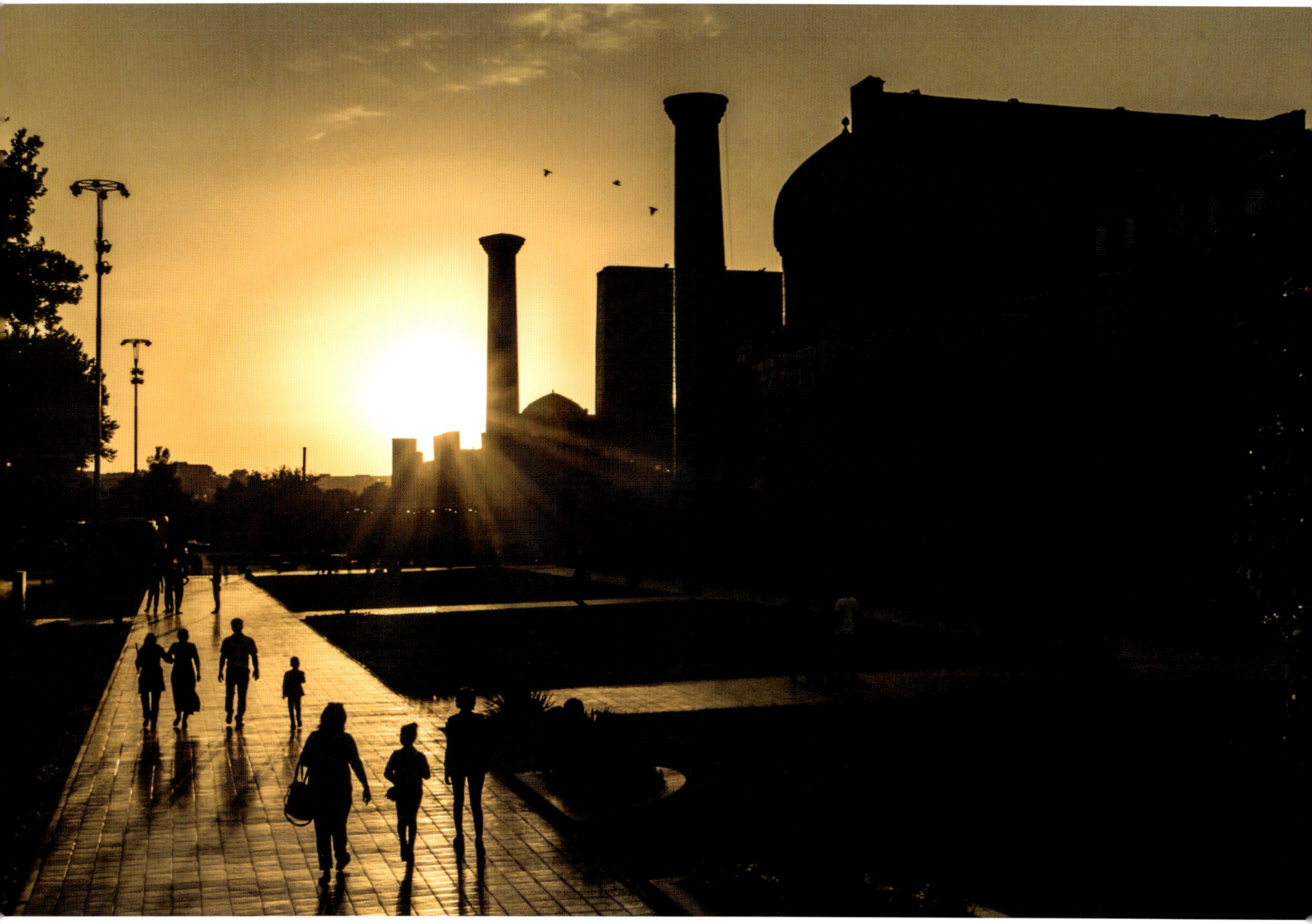

Suas histórias sobre a árdua jornada que as caravanas encaravam até chegarem a Khiva desafiavam nossos instintos mais aventureiros. Somos considerados por muitos amigos e familiares deveras corajosos por termos abandonado a segurança de um trabalho e vida estável para nos lançarmos em uma volta ao mundo que já dura cinco anos. Viajamos de avião, carro, ônibus, trem, carona e até bicicleta, e diversas vezes optamos por lugares que a maioria das pessoas não tem vontade alguma de conhecer. Apesar de parecer arriscado para alguns, a verdade é que nunca nos sentimos em perigo, e não sei se escolheríamos esse estilo de vida se acreditássemos que nossas vidas corriam risco. Pensar na jornada a pé ou de camelo feita pelos viajantes da Rota da Seda, em uma época sem garantias, segurança ou tecnologia, nos fascinava.

A história era extraordinária, mas não conseguíamos enxergar semelhança com nada do que havíamos visto no Quirguistão:

— E onde é que ficam os nômades no Uzbequistão, Akram? Eles se juntavam às caravanas? — perguntamos.

— Claro que não... No Uzbequistão quase não há mais nômades. Nós temos muitos desertos, e onde encontramos água, paramos. Nômades normalmente vivem nas montanhas, onde há rios, pastagens e boas condições para eles e seus animais. Quando os recursos naturais acabam, eles trocam de lugar. Nós, por outro lado, não temos água, então sempre que encontramos uma nascente, nos fixamos. Aqui, por exemplo, é a área do rio Amu Darya, mas tudo ao redor é deserto. Nossos ancestrais não tinham escolha e pararam aqui. Durante a época da Rota da Seda, vendedores se abrigavam em Khiva e, quando partiam, alguns de nossos locais se juntavam às caravanas. Mas eles sempre voltavam. Eles não iam morar em outra área, era apenas para negócios. Eles se moviam e depois voltavam.

The stories of the herculean journey the caravans faced until their arrivals in Khiva challenged our inner adventurous instincts. Many of our family members and friends consider us as the bravest for leaving behind the safety net of a stable job and life to launch into a travel around the world that has been going on for the past five years. We have travelled by plane, car, bus, train, hitchhike, and even pedal bike. Most of the times, we choose to go to places where most people wouldn't even desire to go to. Although it looks quite risky to some, in reality we have never really felt real danger, and honestly, we would unlikely choose this way of living if we believed our lives were at risk. Thinking about travelling by foot or camel as our Silk Route voyagers did in a time when there were no guarantees, security or technology, indeed fascinated us.

The whole story was extraordinary, though we couldn't see any similarity at all with what we had seen in Kyrgyzstan:

"Where were the nomads of Uzbekistan, Akram? Did they join the caravans?," we asked.

"Of course not. In Uzbekistan there are almost no nomads. We have many deserts, and wherever we find water, we stay. Nomads normally live in the mountains, where there are rivers, pasture and good conditions for them and their herd. Whenever the natural resources end, the change places. We, on the other hand, have no water. Therefore, wherever we find a spring of water, we settle down. Over here, for instance, is the region of the Amu Darya River, but everywhere else around is desert. Our ancestors had no chance but to stop. During the time of the Silk Route, merchants found shelter in Khiva, and when they left some of us would join them sometimes. But they would always come back. Our ancestors wouldn't live anywhere else; it was just business. They moved out and then came back."

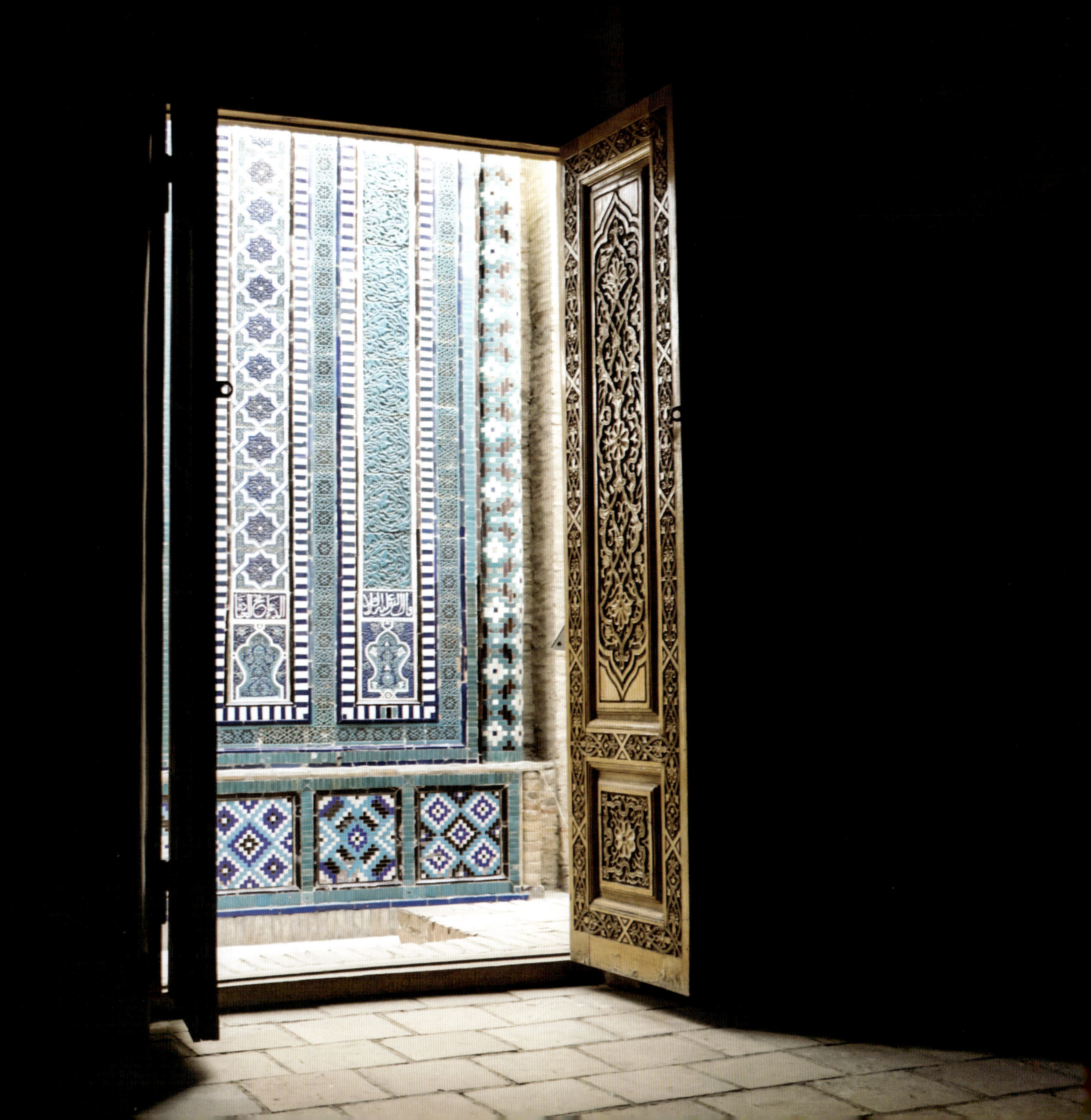

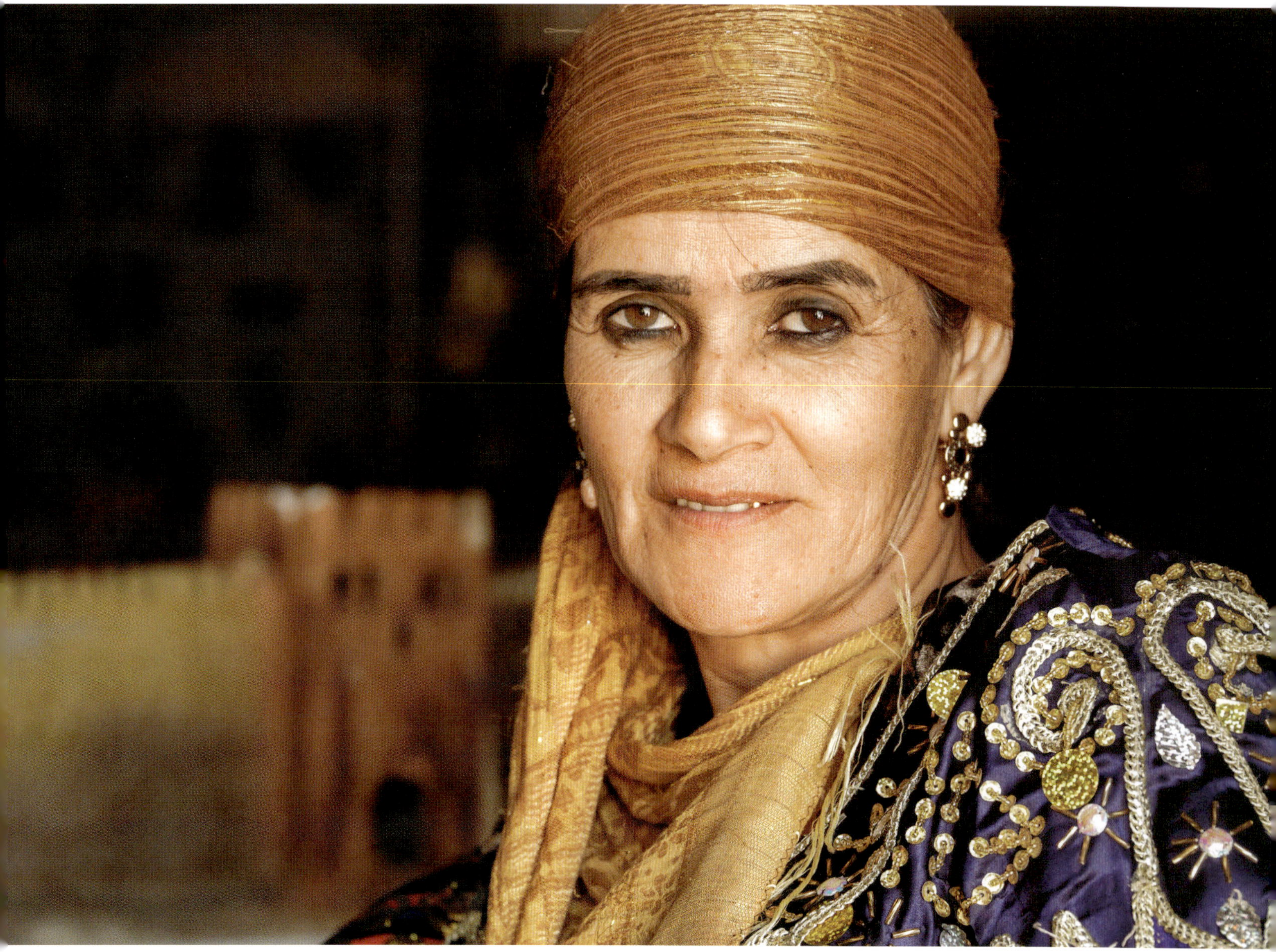

A informação acabava com nossas esperanças de encontrar nômades na região, mas era uma importante peça do quebra-cabeça. Despedimo-nos um pouco desnorteados, e, quando estávamos prestes a sair pela porta do hotel, Akram nos chamou novamente:

— Tem mais uma coisa... Uzbeques têm orgulho de nascer e morrer no mesmo local. Temos esse sonho de que nossos corpos devem ser enterrados no local onde nascemos. Isso é muito importante para nós.

Uzbeques não apenas haviam perdido sua cultura itinerante, como tinham desenvolvido outra, quase antinomádica. A natureza os havia obrigado a se fixarem, e a grandiosidade das cidades da Rota da Seda era reflexo disso.

Após dois dias perambulando pelas ruas estreitas de Khiva, voltamos para a estrada. Nosso próximo destino, Bukhara, estava do outro lado do deserto de Kyzylkum, a 470 quilômetros. Mesmo em um 4x4 confortável, a viagem era longa, e o calor de 38 graus, impiedoso. Durante a época da Rota da Seda, aquela mesma jornada poderia durar até três semanas.

Ficava cada vez mais claro que o nomadismo não poderia existir em um ambiente tão inóspito. Nós mesmos, por não termos planejado direito, quase caímos na armadilha da natureza e ficamos sem gasolina em meio aquele vazio. Por sorte, encontramos um único vilarejo, que devia ter mais ou menos 50 habitantes, próximo à fronteira com o Turcomenistão, onde conseguimos comprar um combustível de procedência duvidosa e preço exorbitante para terminarmos o trajeto.

This information just put an end to our hopes of finding nomads in the region, but it was a fundamental piece of the whole puzzle. We bode farewell with thousands of thoughts running in our heads, and when we were just about to leave through the hotel door, Akram called us again:

"There is something else. Uzbeks are very proud to die where they were born. We have this dream that our bodies should be buried at where we grew up. This is very important to us."

The Uzbeks not only have lost their itinerant traditions; they have basically developed an anti-nomadic lifestyle. Mother Nature obliged them to settle down, and the grandiosity of the cities on the Silk Route mirrored that.

After a couple of days wandering about the narrow streets of Khiva, we hit the road again. Our next destination was Bukhara, on the other side of the Kyzylkum Desert, 470 kilometres away from Khiva. Although driving a comfortable 4x4, the trip was long and the heat of 38 degrees Celsius was ruthless. During the time of the Silk Route that same journey could last for up to many weeks.

It was getting clearer that nomadism could not have endured in such a hostile environment. Even us, due to some lack of preparation, almost fell into the nature's trap and nearly ended up with no gas in the middle of that void. Luckily, we found the only village, with no more than 50 inhabitants, near the border to Turkmenistan, where there was a fuel of dubious source and exorbitant price which helped us to finish our journey.

Após sete horas dirigindo pelo deserto, estávamos aliviados em chegar à nossa segunda parada na Rota da Seda: Bukhara. Um importante centro intelectual e religioso para muçulmanos do mundo todo durante os séculos de X a XVII, Bukhara até hoje conserva algumas das mais belas madraças e mesquitas da Ásia Central. Muitas delas perderam sua função religiosa e foram convertidas em museus, bazares ou espaços públicos, e é comum encontrar artesãos aproveitando o clima tranquilo e belos jardins das antigas madraças para trabalhar.

A infraestrutura de Bukhara é bem melhor do que a de Khiva, e pela primeira vez no Uzbequistão víamos outros turistas em quantidade expressiva. Outra coisa que nos chamou a atenção foi a hospitalidade dos locais, que se aproximavam o tempo todo querendo saber de onde éramos, nos desejar boas-vindas ou então para oferecer uma dose de vodca com pepino. Pareceu-nos muito natural que um povo por séculos habituado a acolher viajantes demonstrasse tanta hospitalidade.

Mal nos acostumamos ao clima boêmio de Bukhara, já tivemos de partir para a próxima parada, Samarkand, a segunda maior cidade do Uzbequistão. Localizada em uma posição estratégica, foram muitos os conquistadores que passaram por ali, desde os persas aos macedônios, sob o comando de Alexandre, o Grande, às tribos túrquicas e o exército de Genghis Khan.

After seven hours driving through the desert we were relieved to have arrived at the second stop of our Silk Route Trip, Bukhara. Serving as an important intellectual and religious centre for Muslims all over the world during the X to XVII centuries, Bukhara still holds on to some of the most beautiful madrasas and mosques of Central Asia. As many of them have lost their religious purpose, they turned into museums, bazaars or public spaces. It is common to find handicraftsmen taking advantage of the unperturbed and gorgeous gardens of the old madrasah to work.

The infrastructure of Bukhara is much better than that of Khiva. For the first time in Uzbekistan we found an impressive number of tourists. Another thing that caught our attention was the hospitality of the locals, who came around all the time wanting to know where we were from, to welcome us or to offer us a shot of vodka with cucumber. It seemed very natural to us that a people used to welcoming travellers for centuries would show such hospitality.

As soon as we got used to the bohemian climate of Bukhara, we had to leave for our next stop, Samarkand, Uzbekistan's second largest city. Since it's located in a strategic position, many conquerors passed through it, from the Persians, hence the Macedonians under Alexander the Great, to the Turkic tribes and the army of Genghis Khan.

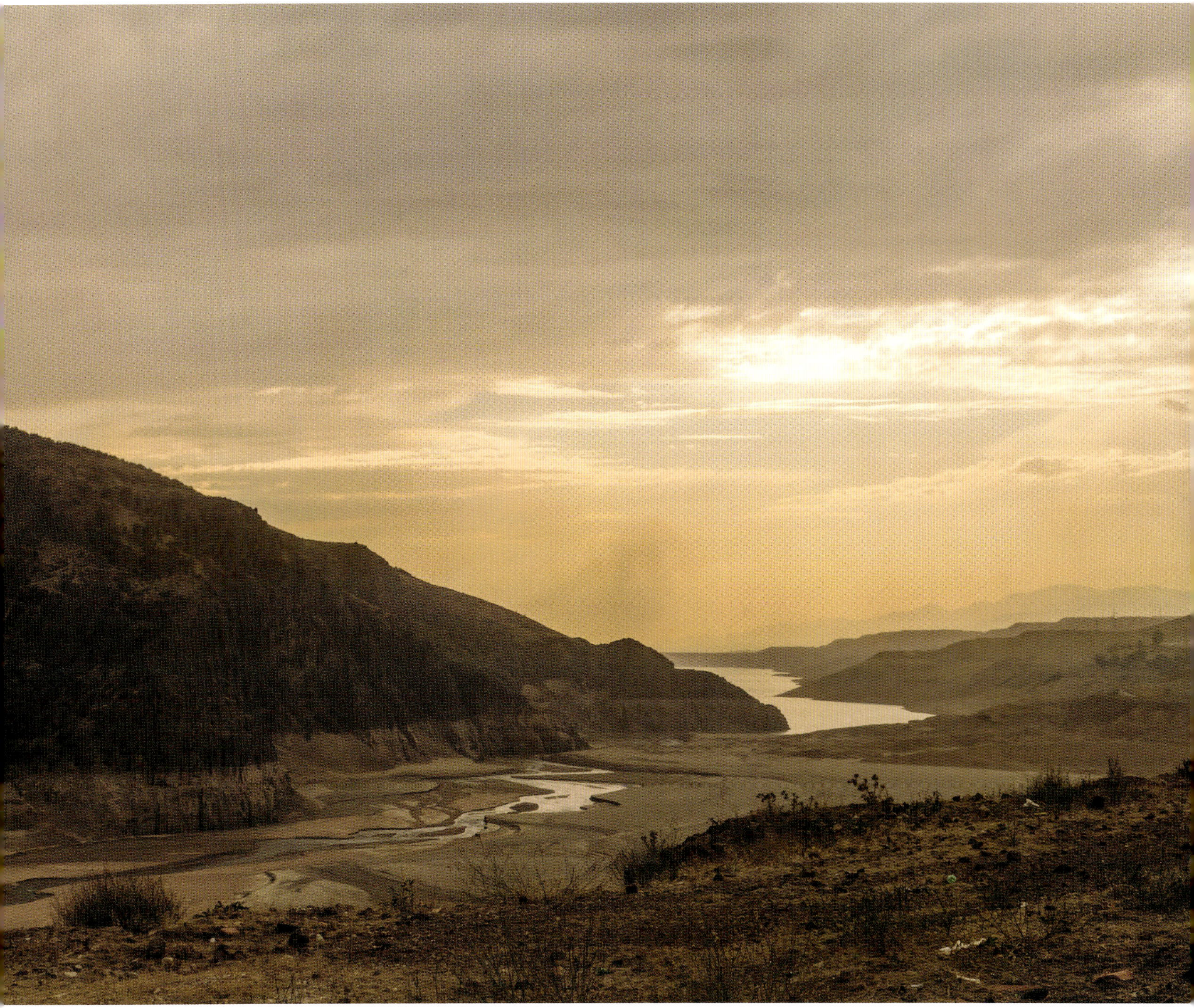

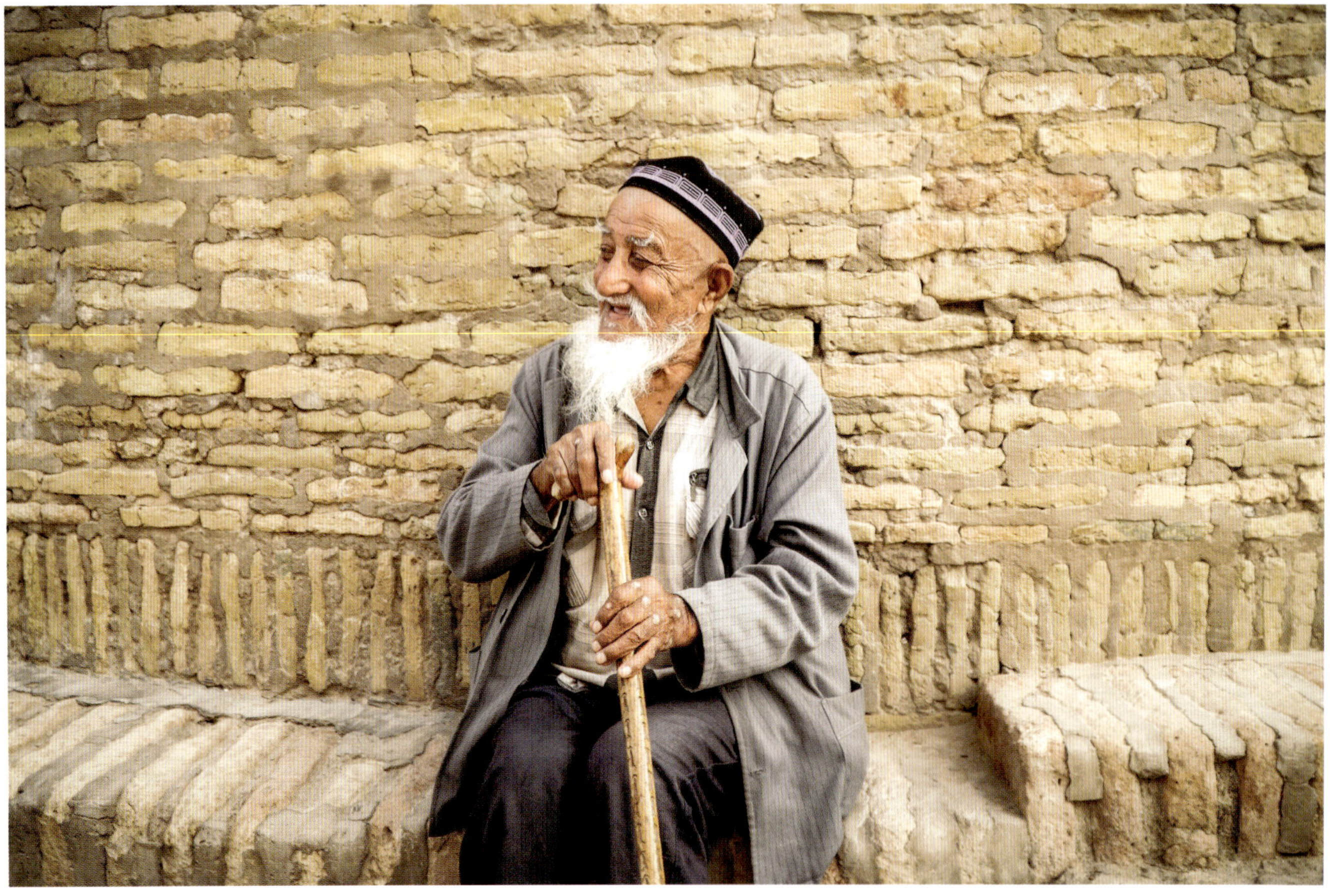

Todos influenciaram Samarkand de alguma forma, e até hoje o local conserva monumentos maravilhosos, como a Praça Registan, rodeada por madraças de todos os lados; a Mesquita Bibi-Khanym; e o nosso preferido, a necrópole de Shah-i-Zinda, um complexo de mausoléus adornados com azulejos azuis e mármore branco, típico da arquitetura islâmica. Acredita-se que Kusam Abbas, primo do profeta Maomé, esteja enterrado ali, atraindo peregrinos muçulmanos do mundo todo.

Para encerrar os dias naquela cidade monumental assistimos a um concerto de música clássica, aberto ao público, que estava acontecendo em frente à praça principal. Ao som de violinos, pianos e da voz poderosa do tenor, assimilávamos como os uzbeques haviam abandonado o nomadismo em prol da sobrevivência. No lugar, desenvolveram verdadeiras obras de arte que resistiram por séculos a um ambiente hostil, sendo atualmente um legado à humanidade pronto para ser redescoberto.

A história recente do Uzbequistão havia isolado um povo habituado a receber viajantes. Mas o futuro era promissor, e os uzbeques pareciam ansiosos de mostrar àqueles que se aventurassem por seu país a hospitalidade única de quem sempre acolheu visitantes.

De volta à estrada, nos aproximávamos cada vez mais do Quirguistão. Antes de cruzarmos a fronteira, passamos pela capital uzbeque, Tashkent. A cidade havia sido uma importante parada da Rota da Seda, mas um forte terremoto em 1966, somado a anos de dominação soviética, deixou pouco para a imaginação. Se até então não tínhamos conseguido encontrar nômades no Uzbequistão, não seria na capital e maior cidade do país que descobriríamos alguma coisa.

They all have influenced Samarkand somehow. Even today the city is home to some wonderful monuments such as the Bibi-Khanym Mosque, the Registan Square, surrounded by madrasas everywhere, and our favourite, the Shah-i-Zinda Necropolis. The compound has blue-tiles and white marble embellished mausoleums, typical of Islamic architecture. There is a belief that Kusam Abbas, the cousin of the prophet Muhammed, is buried over there, thus attracting Muslim pilgrims from all over the world.

We spent the end of the day at this monumental town watching a classic music concert open to the public just opposite the main square. By the sounds of violin, pianos and a powerful voice of the tenor, we assimilated how the Uzbeks had given up their nomadism in favour of their survival. Instead, they developed true works of art that lasts through centuries amid a hostile environment, and are currently a legacy to humanity, and ready to be rediscovered.

The recent history of Uzbekistan had isolated these people, who are so used to welcoming travellers. It seems, though, that the new promissory future made the Uzbeks eager to show those who travelled through their country such a unique style of hospitality, particular of those who always welcomed visitors.

Back on the road, we were getting closer to Kyrgyzstan. Before crossing the border again, we stopped by the Uzbek capital, Tashkent. once an important stopover along the Silk Route. However, a bad earthquake in 1966, plus years of Soviet domination, has left few traces of the past. If we had not been able to find nomads in Uzbek until then, it would not be in the capital and largest city of the country that we would find out anything.

Seguimos viagem em direção à fronteira, e a estrada cada vez mais acentuada dava sinais de que em breve entraríamos em território quirguiz. No caminho, paramos para dar carona a um soldado do exército uzbeque a caminho do trabalho na tensa fronteira. Tentamos nos comunicar por mímicas e gestos, mostramos uns aos outros fotos do celular que revelavam um pouco quem éramos, até finalmente deixarmos a música do rádio tomar conta do silêncio constrangedor.

Pouco depois, uma chuva torrencial caiu como que para alertar das possíveis dificuldades que poderíamos encarar novamente na travessia. Tão rápido chegou ela se foi, deixando para trás um enorme arco-íris que parecia vir do Quirguistão, envolvendo tudo abaixo, alheio aos limites mundanos. Empolgados com o cenário, descemos do carro para admirar e tirar fotos debaixo de algumas gotas retardatárias. O policial não entendeu nada e de dentro do carro nos lançava sorrisos simpáticos e confusos.

Deixamos o militar em algum lugar próximo à fronteira e seguimos. Como esperado, chegamos à imigração à noite e ficamos parados por horas na fila, sem podermos descer do carro, pois a chuva havia alagado boa parte do local. Três horas mais tarde nos deixaram sair do Uzbequistão.

Do lado do Quirguistão, dois oficiais sorridentes pegaram nossos passaportes, manusearam por menos de dez segundos, carimbaram os vistos de entrada e nos desejaram boas-vindas. Já era madrugada, dirigimos por poucos quilômetros e dormimos no carro, no primeiro vilarejo que encontramos.

After a night in the capital, we continued our journey toward the border, and the increasingly steep road indicated that we would soon enter Kyrgyz land. On the way, we stopped to give a lift to an Uzbek Army soldier on his way to work on the (sometimes)-tense border. We tried to communicate through mimics and gestures, showed each other our mobile phones, revealing who we are and what we do, to eventually let the radio take control of the embarrassing silence that finally took place.

Suddenly the rain started pouring down as if to warn us of the potential difficulties we would face again in this journey. As rapidly as it came, it went away, leaving behind a gigantic rainbow that seemed to come from Kyrgyzstan embracing everything below it, oblivious to the worldly limits. Excited by this new landscape, we got out of the car to admire it a bit and take a few pictures under some lingering drops. The officer seemed to not understand why we were outside, looking at nowhere, but he launched a few kind—and rather confused—smiles from inside the car.

We left the soldier somewhere near the border and headed. As expected, we arrived at immigration at night and stood for hours in line again, unable to get out of the car as rain had flooded much of the place. Some three hours later, they let us out of Uzbekistan.

On the Kyrgyz side, two smiling officers took less than ten seconds to pick up our passports, stamp our entry visas, and greet us in the country. It was early dawn, then we drove a few miles and slept in the car in the first village we met.

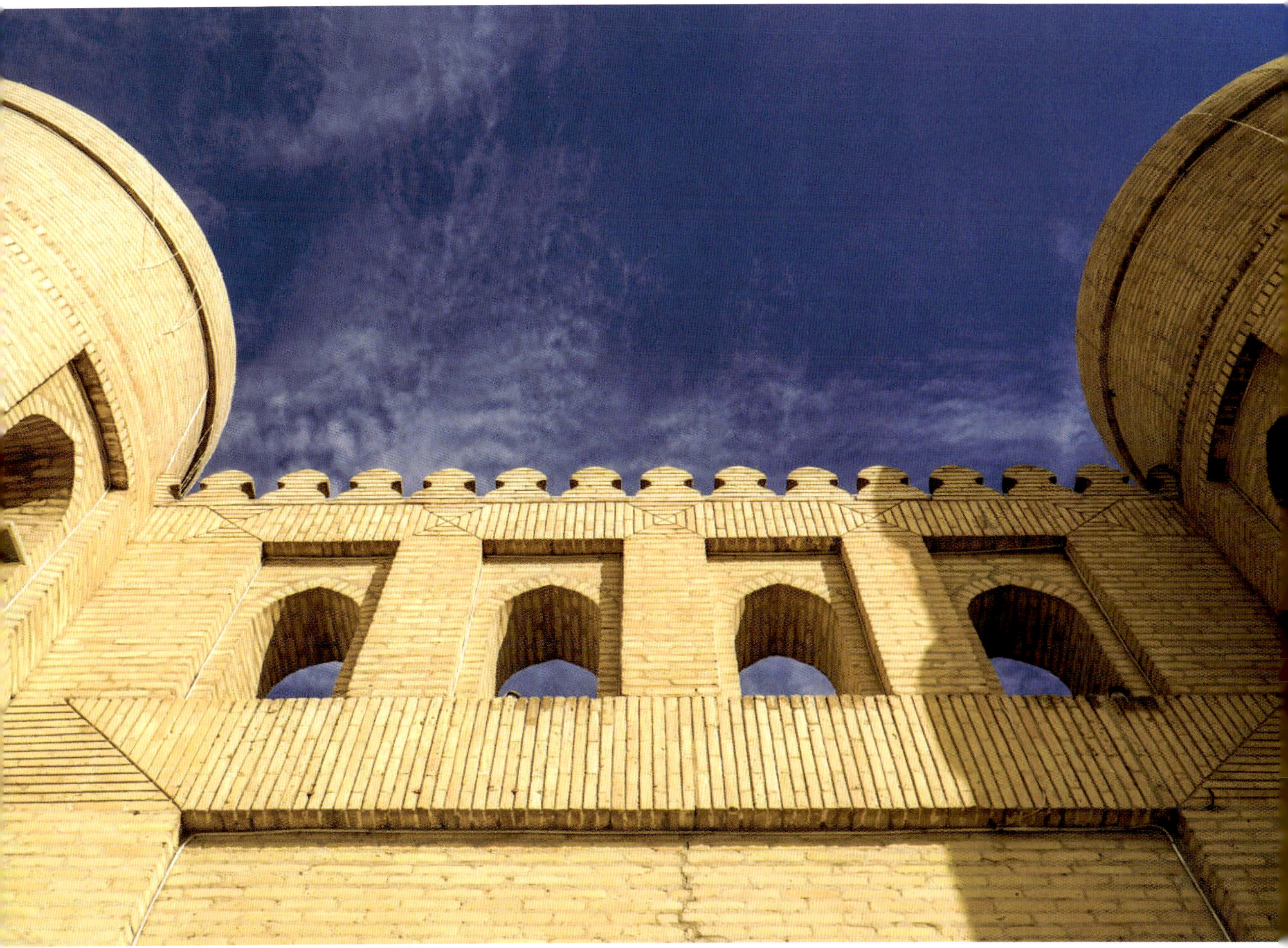

## CAPÍTULO QUATRO

# FLUXO CONSTANTE

## CHAPTER FOUR

# CONSTANT FLUX

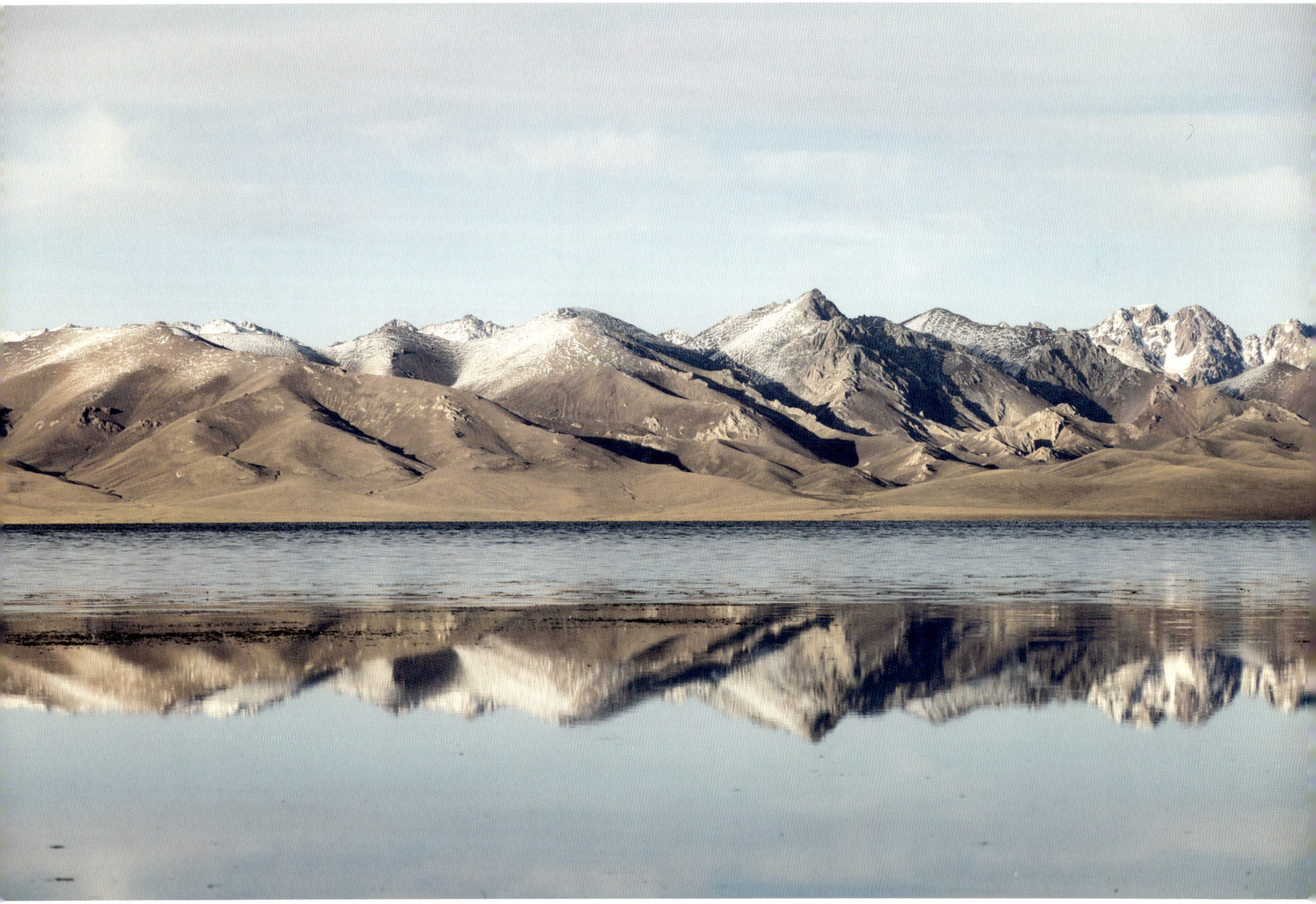

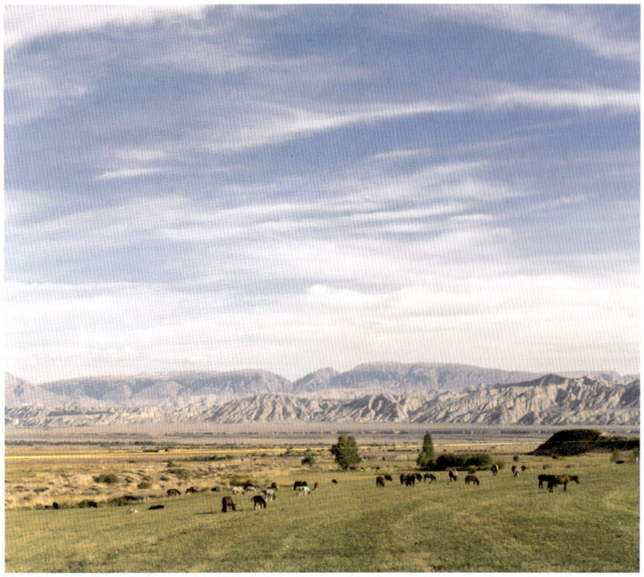
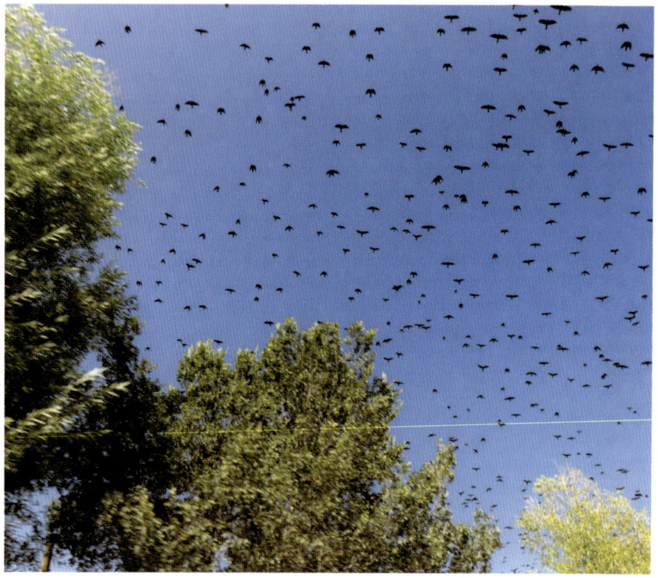

*A paisagem do Quirguistão é tão selvagem e esplêndida, que traz um sentimento de liberdade. Diferente do Uzbequistão, tudo ali transborda vida. O movimento é constante e de todos os lados. As pessoas, os cavalos, os pássaros, as plantas, a paisagem... Tem sempre algo acontecendo.*

*The landscape of Kyrgyzstan is so wild and splendid that you feel like you are completely detached from everything. Unlike Uzbekistan, everything overflows life. Everything is in movement, in every corner: the people; the elderly; the children; the horses; the birds; the plants; the landscape... There is always something going on.*

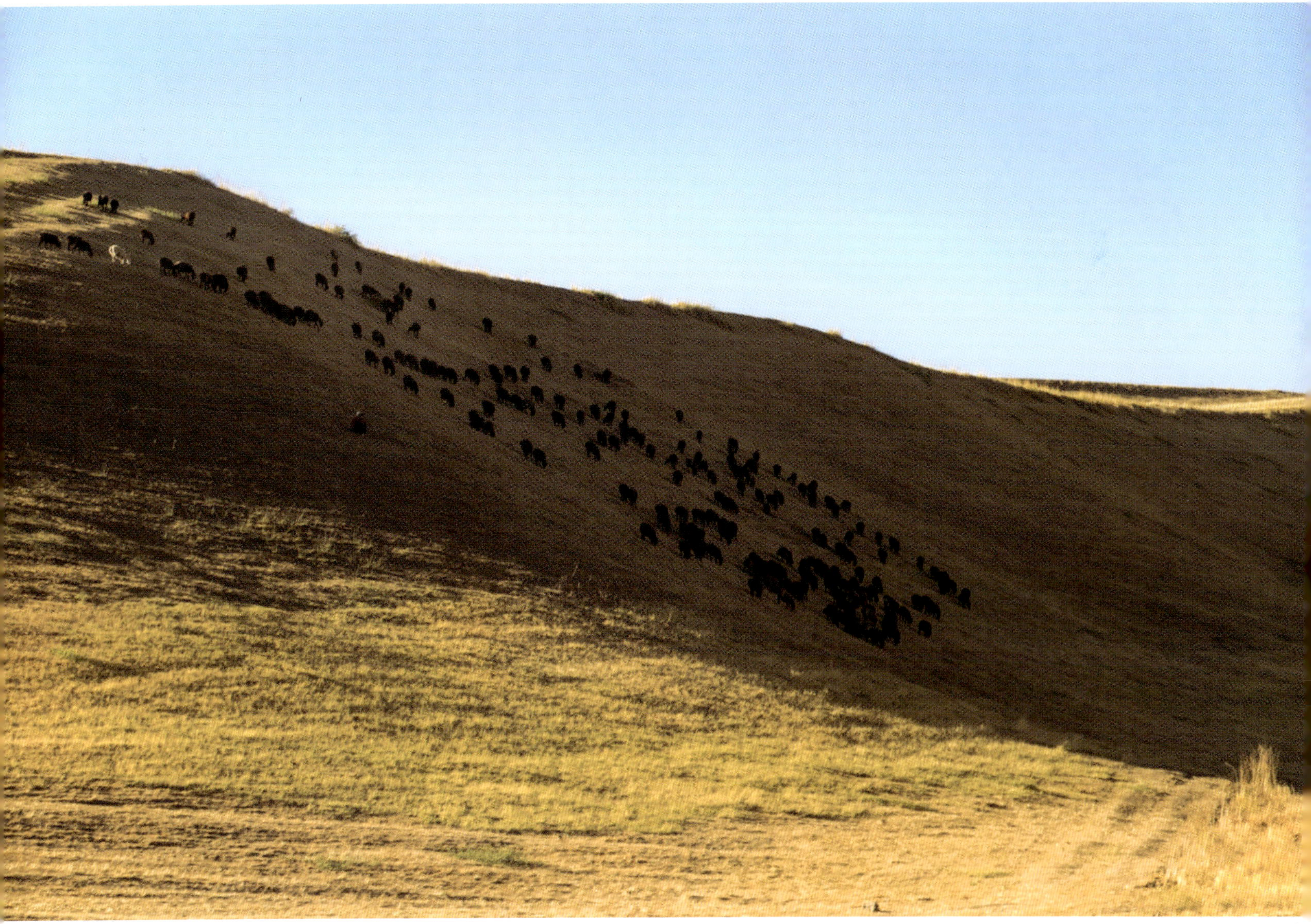

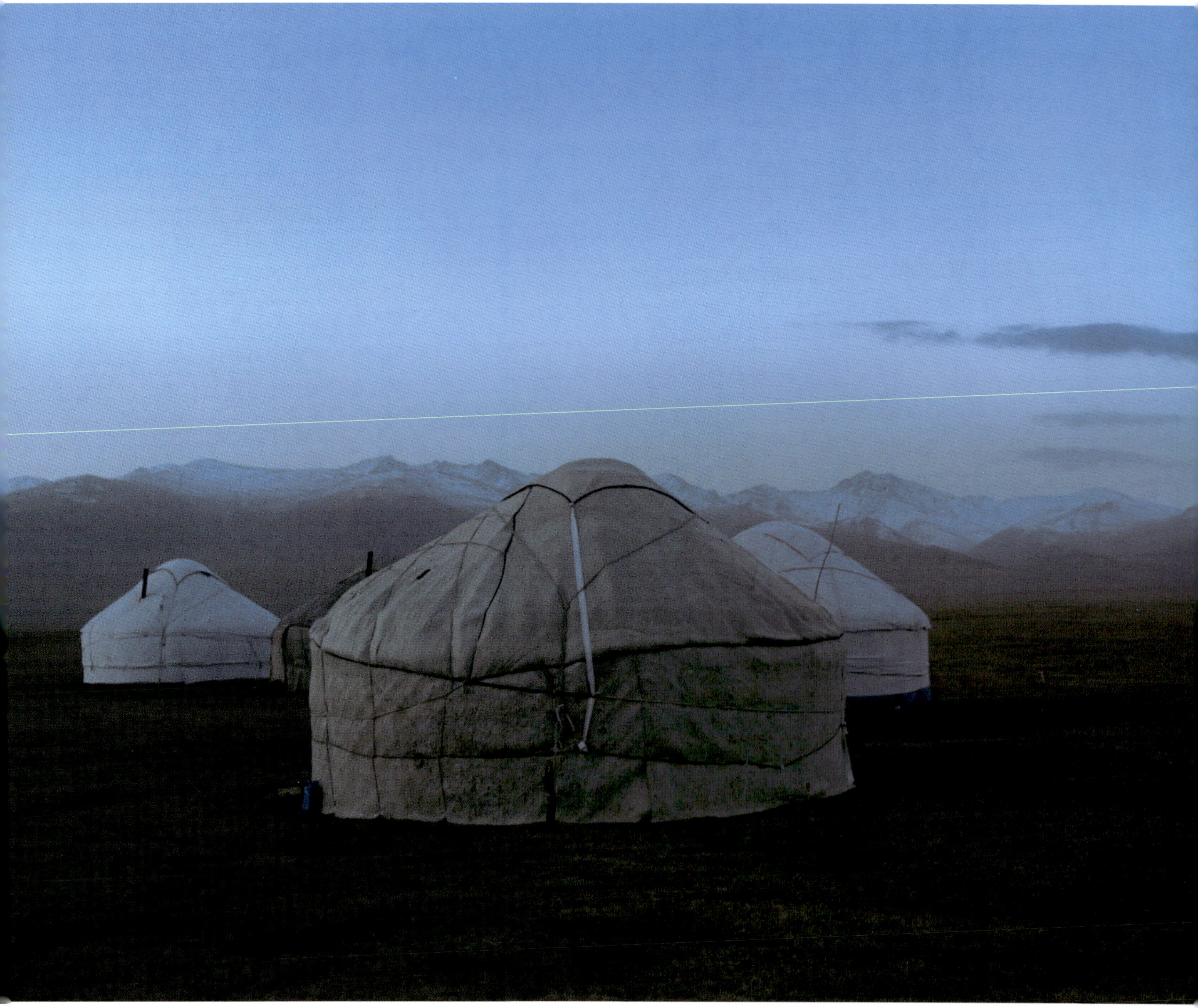

Noventa e quatro por cento do Quirguistão fica acima de 1.000 metros de altitude e o cenário parece estar em metamorfose. Dirigir pelo país é se surpreender a cada quilômetro rodado, pois o labirinto formado pelas montanhas não permite prever o que virá adiante. A cada curva, éramos arrebatados por uma visão que nos obrigava a parar o carro e tirar fotos. Essas pausas constantes, somadas à péssima infraestrutura das estradas quirguiz, fez com que viagens de 20 quilômetros demorassem até duas horas.

Estávamos a caminho do lago Song Kol, localizado na região central do país, a mais ou menos 500 quilômetros da fronteira com o Uzbequistão. O lago é de difícil acesso, e levamos quase três dias para chegar. O caminho, no entanto, era lindo, repleto de vilarejos com crianças brincando nas ruas, cavalos selvagens galopando nos campos abertos e rebanhos cruzando as estradas.

A 3.016 metros de altitude e rodeado pelos picos nevados de três diferentes cadeias de montanhas, a imagem do lago Song Kol é uma das mais associadas ao Quirguistão. Tínhamos visto algumas fotos das *yurtas* em volta do lago e imaginamos que ali poderíamos vivenciar a autêntica cultura nômade.

Chegamos num final de tarde, com o sol se pondo atrás das montanhas. Apesar de estarmos na primeira semana do outono, o frio já dava as caras, e assim que o sol se foi sentimos nos ossos o vento gelado que soprava dos picos nevados à nossa volta. Song Kol no inverno chega a -20°C e não parece ser um bom lugar para passar os meses mais frios do ano.

Ninety-four percent of Kyrgyzstan stands above 1000 metres above sea level. The scenery seems to be constantly changing. To drive around the country is to feel surprised at every kilometre, as the path zigzagging the mountains does not allow you to see what is ahead. At each turn, we were overwhelmed by a gorgeous view that forced us to stop the car and take pictures. These constant pauses coupled with the awful state of the Kyrgyz roads made 20 kilometres take up to 2 hours driving.

We were on our way to Song Kol Lake, in the central part of the country, about 500 kilometres from the Uzbekistan border. The lake is difficult to reach, and it took us almost three days to arrive. The path, however, was beautiful, with villages full of with children playing in the streets, wild horses galloping in the open fields, and herds crossing the motorways.

At an altitude of 3,016 meters and surrounded by snow-capped peaks of three different mountain ranges, the image of the Song Kol lake is one of the most associated with Kyrgyzstan. We had seen some photographs of yurts around the lake and thought we could actually live an authentic nomadic culture over there.

We arrived one late afternoon, with the sun setting behind the mountains. Even though it was just the first week of autumn, the cold was already showing, and as soon as the sun was gone we felt in our bones the freezing wind blowing from the snowy mountains around. Song Kol in winter reaches -20°C and does not seem the perfect holiday spot to spend the coldest months of the year.

O cenário era tudo o que havíamos idealizado, menos pelas *yurtas*. Onde esperávamos encontrá-las haviam sobrado apenas enormes marcas redondas no gramado. Somente meia dúzia de *yurtas* compunham a paisagem, todas de propriedade de *campings* para turistas. É como se tivéssemos chegado tarde demais... Mas se os nômades tinham estado ali, para onde foram? E por que partiram? Os questionamentos só aumentavam, e o nosso tempo no país estava se esgotando.

Passamos a noite no lago e aproveitamos a quietude daquele paraíso quase particular para planejar os próximos passos. Decidimos sair cedo no dia seguinte em direção a Tash Rabat, um caravançarai da época da Rota da Seda. Esses estabelecimentos serviam de abrigo para viajantes ao longo da antiga rota, e Tash Rabat era um dos únicos remanescentes do período no país. Depois de duas semanas explorando o Uzbequistão, seria interessante analisar o legado da Rota da Seda no Quirguistão.

The setting was everything we had come up with, except for the yurt. Where we expected to find them, there were only huge round marks left on the lawn telling us they had recently packed up and gone. Only half a dozen yurts made up the landscape, all owned by tourist campsites. It was as if we have arrived too late. But if the nomads had been there, where did they go? And why did they leave? The questions only piled up, and our time in the country was running out.

We spent the night by the lake, almost like a private paradise. We took advantage of the silence to plan our next steps and decided to leave early the next day for Tash Rabat, a Silk Road era caravanserai. These places worked as a shelter for travellers along the old route, and Tash Rabat is one of the country's few remnants from that period. After two weeks exploring Uzbekistan, we thought it would be interesting to analyse the legacy of the Silk Route in Kyrgyzstan.

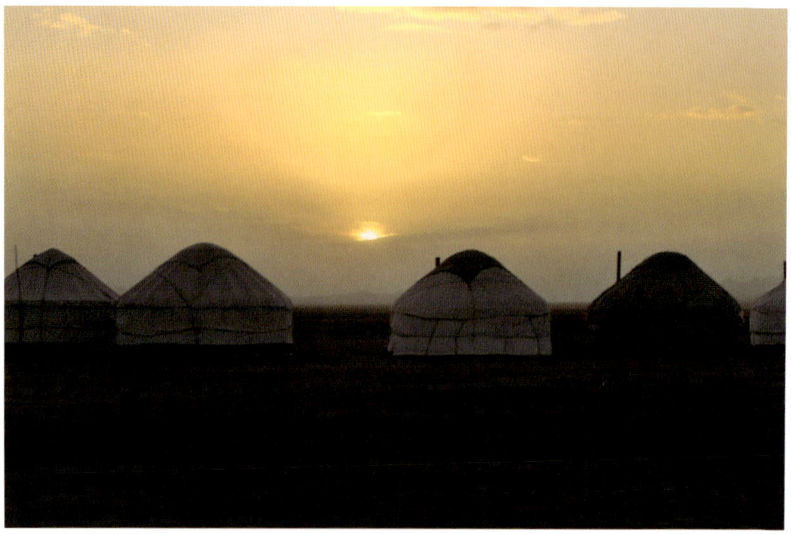

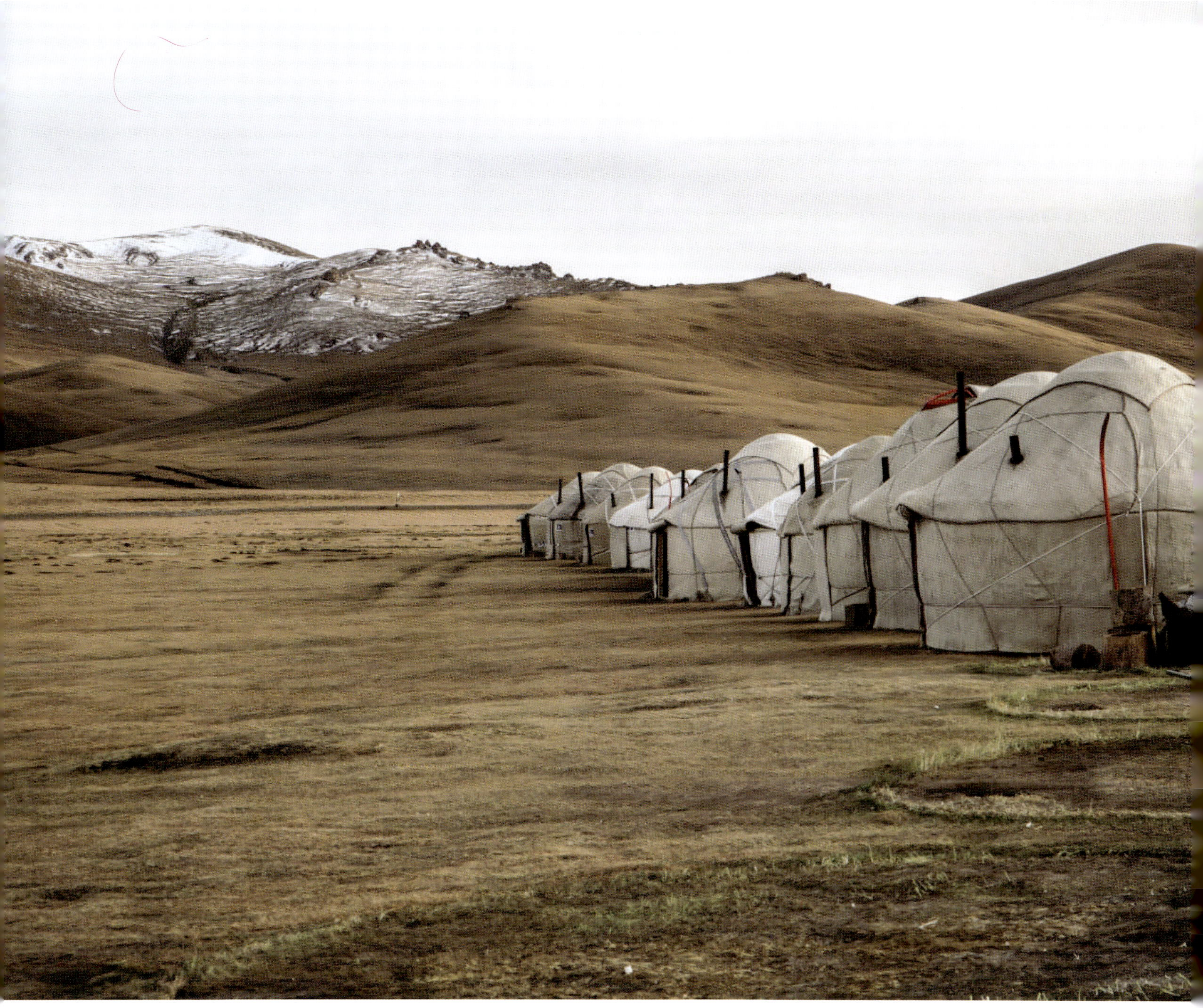

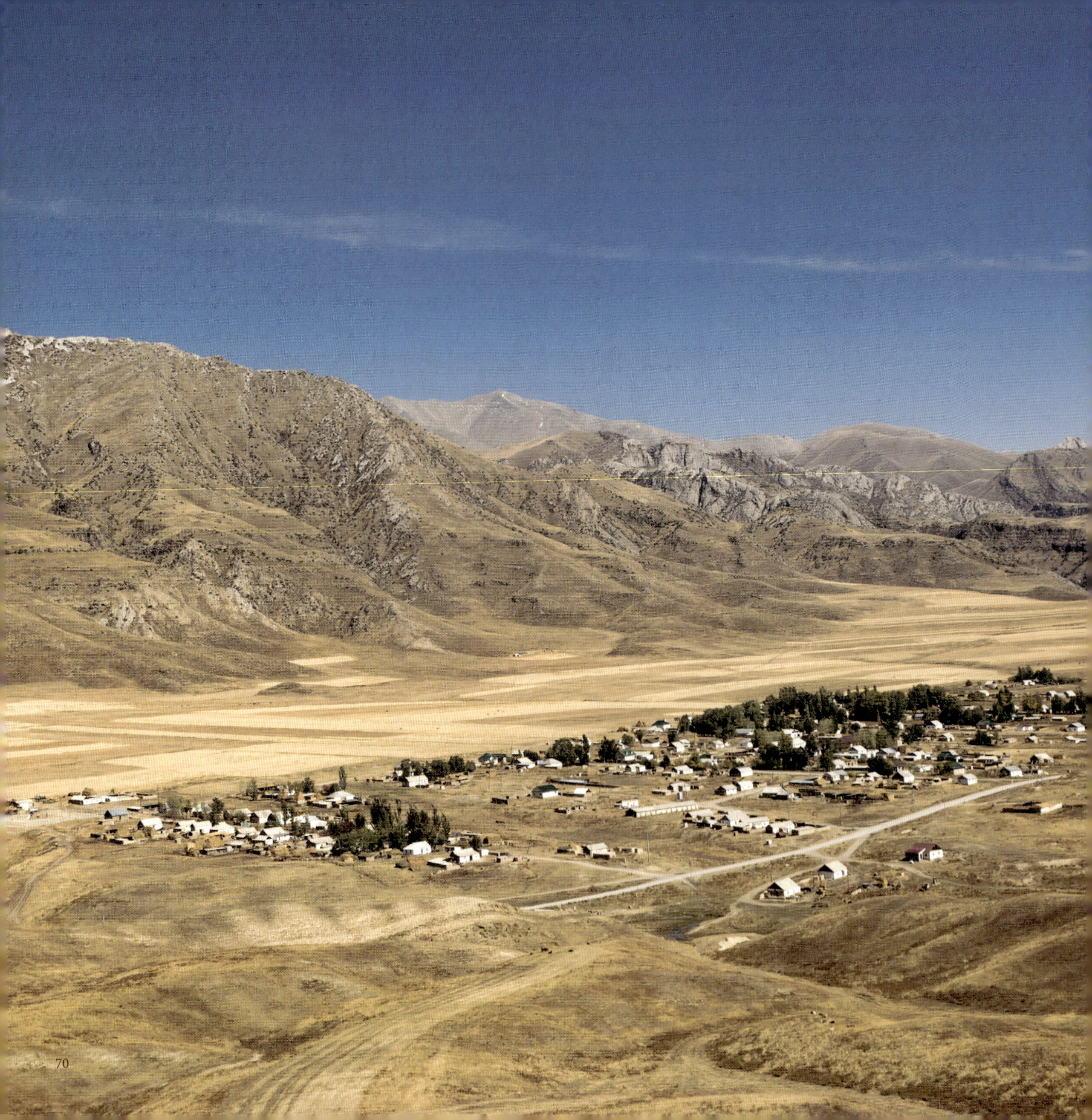

De volta à estrada, era o fluxo constante de vacas, carneiros, iaques e camelos que ditava o ritmo do carro. À frente dos rebanhos seguiam sempre dois homens a cavalo que faziam questão de nos cumprimentar com entusiasmo, perguntar de onde éramos e nos desejar as boas-vindas.

Já estávamos habituados à hospitalidade dos centro-asiáticos, mas no Quirguistão nos surpreendeu a reação das pessoas quando contávamos que éramos do Brasil. Ao invés do costumeiro "*football*!" que escutamos em qualquer lugar do mundo ao revelarmos nossa nacionalidade, ali a referência era outra: "*The Clone!*" e "Jade!", respondiam com frequência nossos interlocutores quirguiz.

"O Clone" é uma novela brasileira dos anos 2000 que se passava parcialmente no Marrocos, tendo como núcleo principal uma família muçulmana da qual "Jade", a mocinha da trama, fazia parte. A novela fez tanto sucesso, que chegou a ser exportada para mais de 80 países. Já havíamos escutado aquela associação por parte de portugueses e sul-americanos, mas jamais imaginamos que as novelas brasileiras tivessem chegado até mesmo ao coração da Ásia.

Back on the road, the constant flux of cows, sheep, yaks or horses dictated the pace of the car. At the head of the flocks were always two men on horseback who were keen to greet us enthusiastically, ask questions such as where were we from, and welcome us.

We were already used to the Central Asian hospitality, but in Kyrgyzstan we were surprised by the reaction of the people when we said we were from Brazil. Instead of the routine "*football*", "Ronaldinho" or even a slightly more sporadically "carnival", which we hear basically all over the world, the reference in Kyrgyzstan was different. Over there, "*O Clone*" or "Jade" were the most common answers from our Kyrgyz fellows.

"*O Clone*", or as the name suggests, "The Clone" in English, is a famous Brazilian soap-opera of the early XX century. The television show was partially set in Morocco and portrayed a Muslim family including Jade, the good woman and main character. The show was so successful that it was exported to more than 80 countries. We had heard people telling us about this soap before, mostly from Portuguese and South Americans, but we would never think that the Brazilian soap-operas had made into the heart of Asia.

A aceitação de "O Clone" pelos quirguiz foi tanta, que contribuiu para que a população se reaproximasse de sua religião, o islamismo. Apesar de o Quirguistão ser de maioria muçulmana, são poucos os praticantes, provavelmente por conta da ocupação soviética; mas, com o sucesso de "O Clone", muitas meninas começaram a cobrir seus cabelos com o *hijab*, como fazia Jade. E o poder de influência não parava por aí. O programa era televisionado no final da tarde, mesmo horário em que os quirguiz recolhiam os animais dos pastos. Com preferência pela novela, muitos deixavam para buscar os bichos depois, quando o sol já se tinha posto. O resultado era um monte de gente indo resgatar os animais com lanternas no escuro.

Era fascinante pensar que enquanto 99% dos nossos conhecidos brasileiros não faz ideia de onde fica o Quirguistão, nesse país asiático havia toda uma geração moldada por um produto mais "*made in Brazil*", impossível.

Os encontros constantes na estrada, repletos de curiosidades que ampliavam nossas perspectivas e percepções de mundo, faziam o caminho tão interessante quanto o destino final. No nosso ritmo pausado, demoramos um dia inteiro para alcançar Tash Rabat.

Éramos os únicos visitantes daquele antigo caravançarai, e uma senhora quirguiz nos esperava sentada à porta da ruína para cobrar o ingresso. Diferente do que estávamos experimentando até então, ela pegou o dinheiro e partiu sem dizer nada. Tash Rabat era bem menos suntuoso do que os monumentos uzbeques que havíamos visitado, mas preservava certo encanto, com sua estrutura original do século XV.

The acceptance of the "*O Clone*" by the Kyrgyz was such that, in fact, it was partially responsible for the reconciliation from the population to their religion, the Islam. Although Kyrgyzstan is mostly Islamic, there were not many religious people because of the Soviet occupation time. However, due to the success of "*O Clone*", many girls started to cover their hair just like Jade. But the influence of the TV show does not end here. As the "*O Clone*" went on air during late afternoon, it clashed with the time Kyrgyz would go around the pasture to bring back their animals. By giving the preference to the Brazilian soap opera, many left to go finding the herd after, when the sun had gone already. The consequence was a bunch of people walking in the dark with lanterns or flashlights looking for their animals. We couldn't help but laugh at the thought of it, and to the extent a single Brazilian show had been.

It was fascinating to think that while 99% of our Brazilians counterparts had no idea where Kyrgyzstan was, over at this Asian country there was a whole generation that was shaped by the most "made in Brazil" a product could be.

The frequent meetings on the road, which presented us many curiosities that broadened our perspective and perceptions of the world, made our journey just as interesting as our final destination would be. On our leisurely pace, it took us the whole day to reach Tash Rabat.

We were the only visitors at the ancient caravanserai. A Kyrgyz lady waited us by the door of the ruins, sitting, to charge for the entrance. Unlike what we were experiencing so far, she took the money and left without saying anything. Tash Rabat was far less sumptuous than the other Uzbek monuments we had visited, although it still has a certain charm preserved in its XV century original structure.

Passamos algumas horas explorando as ruínas e paisagens ao redor, até decidirmos que era hora de partir para o último destino do dia, Naryn, capital e maior cidade da região de mesmo nome. A ideia era passar a noite ali, e, no dia seguinte, iniciar nosso trajeto de volta ao lago Issyk Kul, no norte do Quirguistão, onde havíamos começado nossa incursão pela Ásia Central durante os Jogos Mundiais Nômades.

Queríamos explorar o circuito completo do lago por alguns dias, antes de retornarmos a Bisqueque para pegar nosso voo de partida. A aventura estava acabando, e até então tudo o que tínhamos conseguido desvendar era o que fazia um povo abandonar o nomadismo; mas faltava muito para entendermos quem eram os nômades do século XXI.

Chegamos a Naryn às 19 horas, e como de praxe não havíamos reservado hotel. Sempre fizemos assim em nossas viagens, pois nos dá liberdade para mudar os planos conforme os encontros e acontecimentos do dia vão revelando qual deve ser o destino final. A cidade era relativamente grande, e imaginamos que não enfrentaríamos dificuldade para encontrar um lugar para dormir. Só que estávamos enganados.

Depois de uma hora dirigindo de um lado para o outro de Naryn, buscando placas de hotel nas fachadas das casas, ou então seguindo as dicas do GPS sem sucesso, desistimos. Na avenida principal, vimos uma loja com o escrito "CBT" (*Community Based Tourism;* ou "Base Comunitária de Turismo", em português) e resolvemos entrar para pedir ajuda. O estabelecimento estava quase fechando, mas mesmo assim fomos recebidos com simpatia pela gerente do local. Explicamos a ela quem éramos e contamos brevemente sobre nossa viagem de quase 50 dias pelo Quirguistão e Uzbequistão em busca da cultura nômade da Ásia Central.

We spent a few hours exploring the ruins and the surrounded sights until deciding that it was time to leave for the last destination of the day: Naryn, the capital and the largest city of the region of same name. The plan was to spend the night over there and take the road again early next morning towards the Issyk Kul Lake again, in the north of Kyrgyzstan, exactly where we started our journey through Central Asia during the World Nomad Games.

We wanted to explore the whole circuit of the lake for a few days before going back to Bishkek, where we would take our flights out of the country. The adventure was ending, and what made a population abandon their nomadism was all we had managed to untangle so far. We were still quite far away from discovering who the nomads of the XXI century were.

We made it to Naryn at around 7pm, and as usual we didn't have any accommodation booked. We have always travelled like this because it gives us the freedom to change plans as the events and meetings of the day tailor our itinerary and reveal our final destination. The city was relatively big and we thought we would have no issues to find a place to sleep. But... There is always a but.

After more than one hour travelling from one corner to another of Naryn, searching for hotel signs in front the houses or following indications of our GPS unsuccessfully, we gave up.

On the main street, we found a shop written CBT—Community Based Tourism, and decided to go inside and ask for help. The manager of the place welcomed us just when she was about to close the shop. We told her about us and briefly explained her about our trip of almost 50 days around Kyrgyzstan and Uzbekistan searching for the nomadic culture of Central Asia.

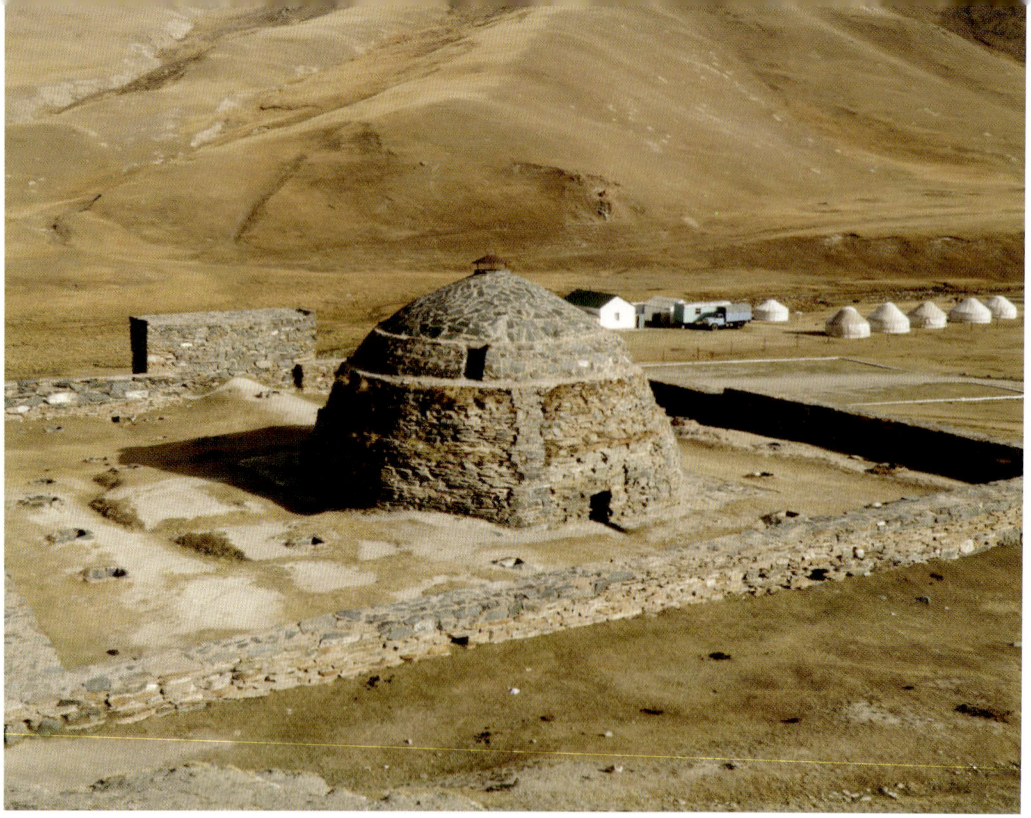

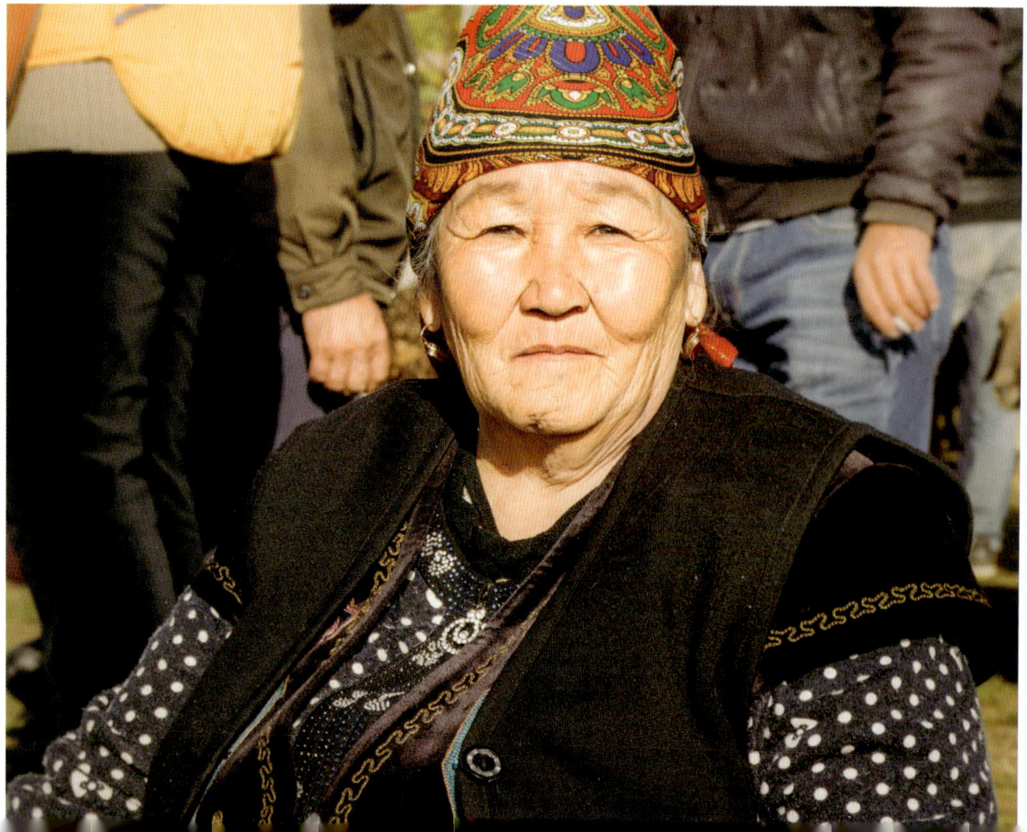

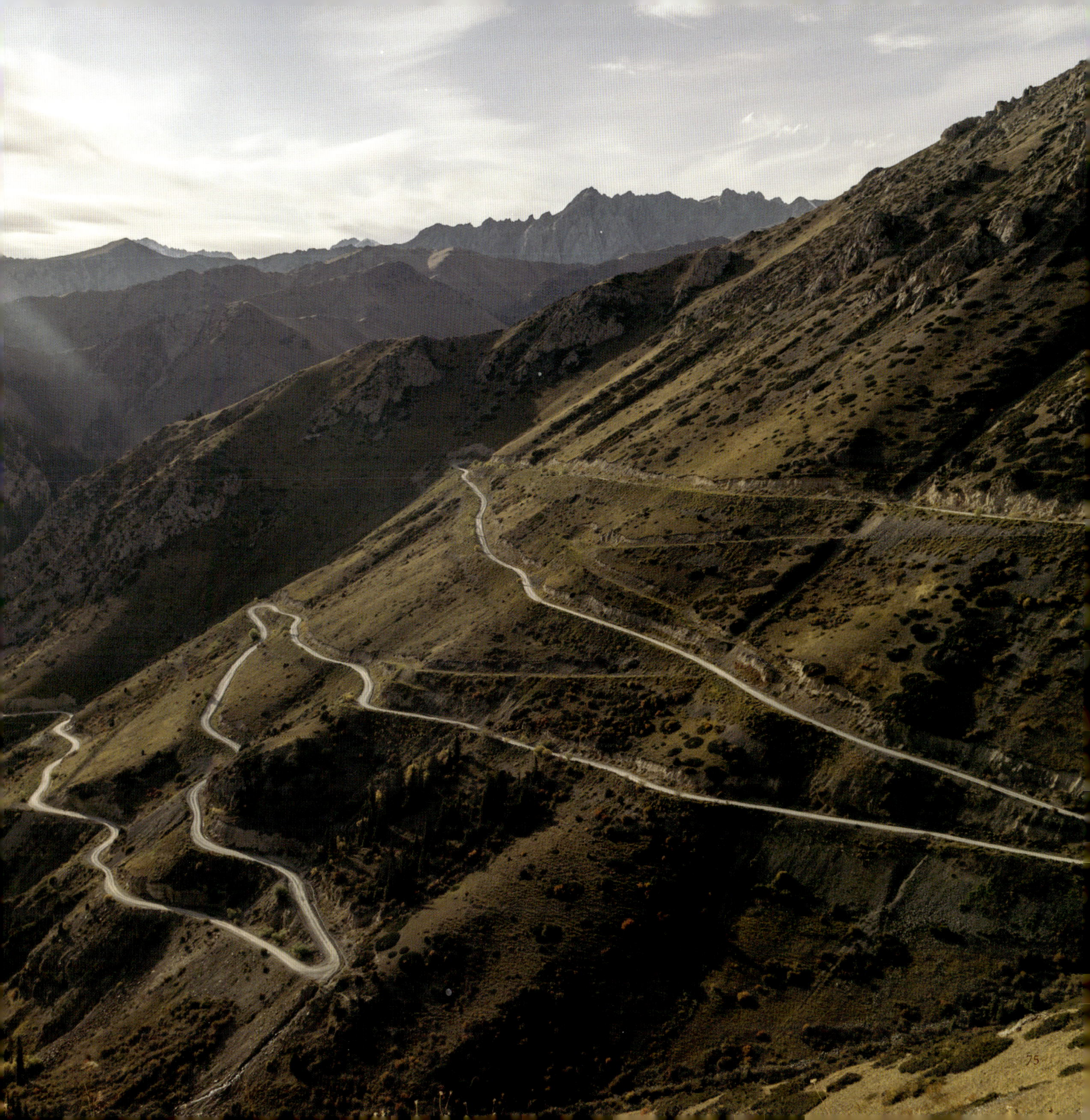

— Vocês chegaram tarde para encontrar os nômades. Agora está muito frio — ela explicou.

"You have arrived too late to meet the nomads. Now it's too cold."

— Como assim?! — perguntamos.

"What do you mean?"

— A grande maioria dos quirguiz atualmente é seminômade. Eles vivem nas cidades e vilarejos durante os meses frios, e quando começa a esquentar se mudam com os animais, famílias e *yurtas* para os *jailoos*, como chamamos as pastagens de verão. Vocês devem ter visto muitos animais nas estradas, não? São os nômades trazendo seus rebanhos de volta dos *jailoos* para as cidades.

"The majority of the Kyrgyz people are now what they call semi-nomads. They live in the cities and villages during the cold months, and when the temperature starts to rise again they move with their families, yurt and animals to the jailoo, the summer pastures. I suppose you saw many animals in the street, didn't you? Well, they are the nomads taking back their herd from the jailoo to the cities."

Ao ver nossas caras de decepção, ela completou:

On seeing the expression in our faces, she completed:

— Existe um lugar onde podem encontrar nômades agora, o lago de Kel Suu. É muito difícil chegar lá, mas sei que existem algumas famílias 100% nômades na região.

"There is a place where you can still find nomads at this time, the Kel Suu Lake. It is very difficult to get over there, but I know there are families in that region who are 100% nomads."

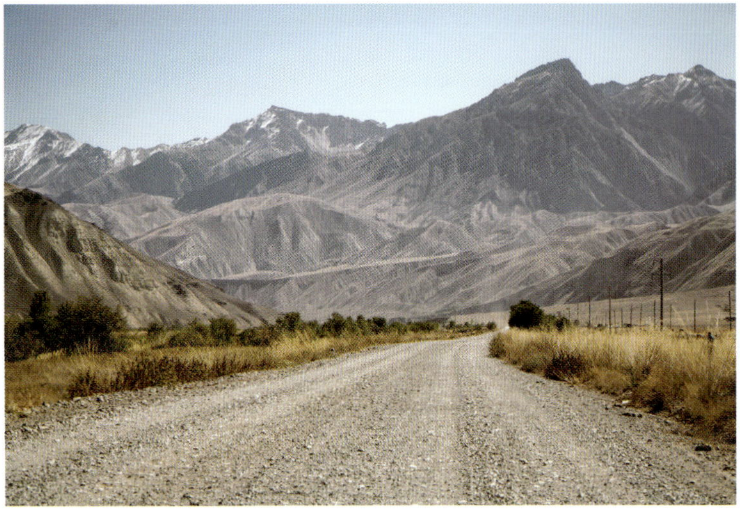

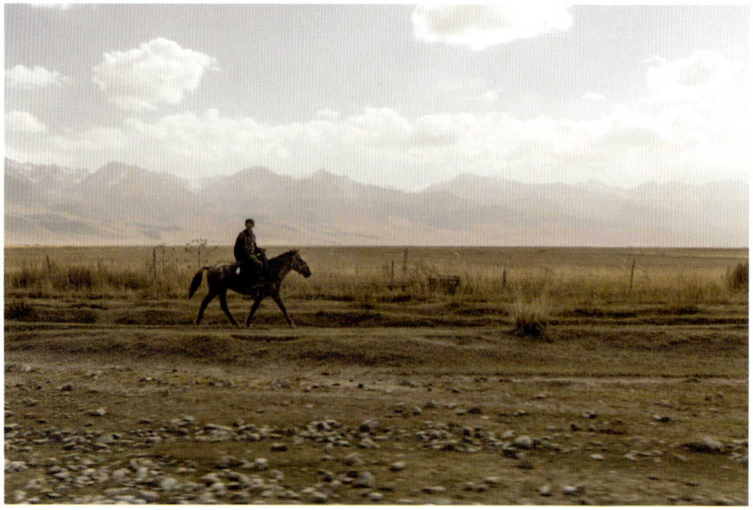

Kel Suu ficava na fronteira com a China, na direção completamente oposta ao lago Issyk Kul, aonde pretendíamos ir no dia seguinte. Não pensamos duas vezes:

— E como a gente faz para ir?

— O carro de vocês é 4x4, né? Porque o caminho é difícil. A maioria das pessoas só vai com guia. Como é área de fronteira, vocês também precisam de uma permissão especial. Se estiverem dispostos, posso tentar dar entrada agora mesmo na papelada. Não garanto, pois está muito em cima da hora, mas deixem uma cópia dos passaportes comigo e vou ver o que consigo fazer.

Despedimo-nos e fomos para a *guest house* que ela nos ajudou a encontrar. Dormimos sem saber para onde iríamos no dia seguinte e acordamos cedo com o telefonema da gerente do CBT: "Estou com a autorização de vocês." Meia hora depois pegávamos a estrada em direção à fronteira com a China.

Kel Suu is at the border with China, in the completely opposite direction of Issyk Kul Lake, where we thought we would be the next day. So, we didn't even hesitate:

"How do we go there?"

"Is your car a 4x4? Because the way is really tough. Most of the people only go with tourist guides. As it is near the border, you will also need a special permit. If you guys are up for it, I can try to file the paperwork right now. I cannot guarantee anything as it is very last minute now, but leave a copy of your passport with me and I see what I can do."

We said goodbye and went to a guest house she helped us find. We slept without knowing where we would go the next day, and woke up with a call from the CBT manager saying, "I have your authorization paper." Half an hour later, we were on the road towards the border of China.

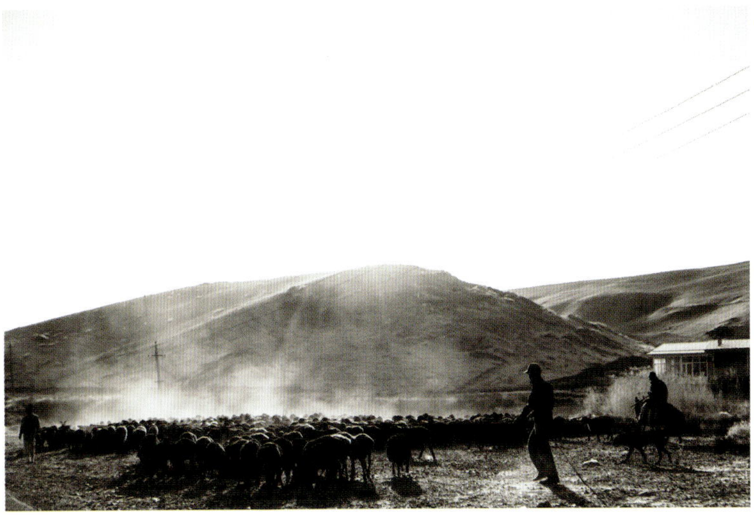

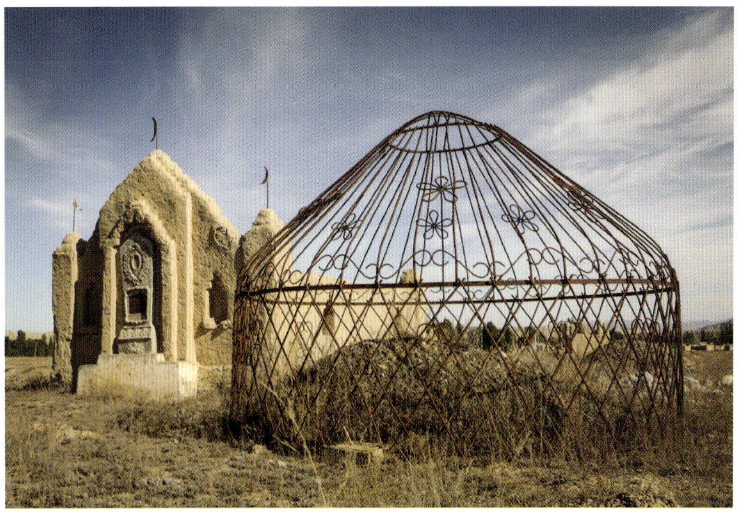

# CAPÍTULO CINCO
# FOGO

# CHAPTER FIVE
# FIRE

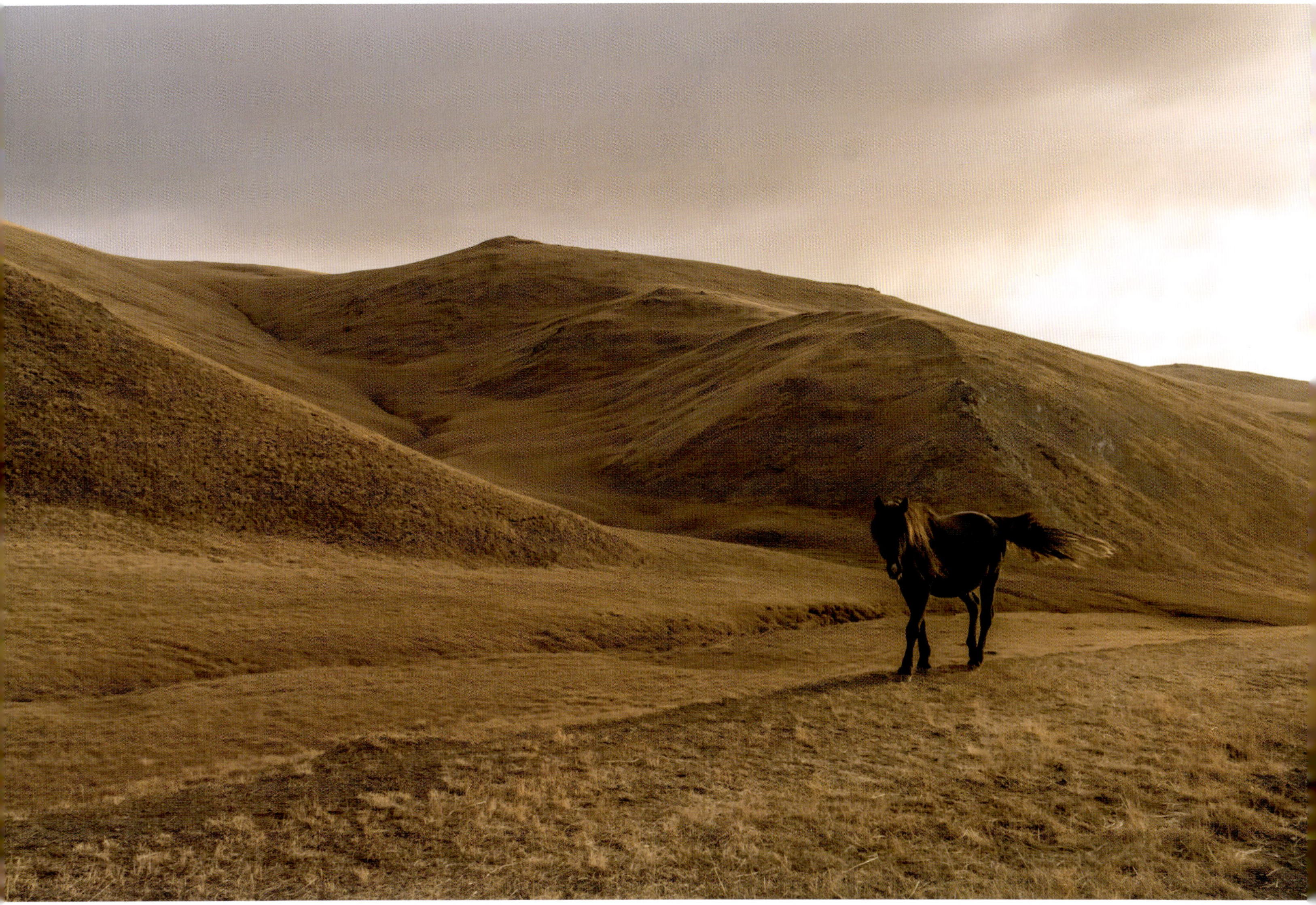

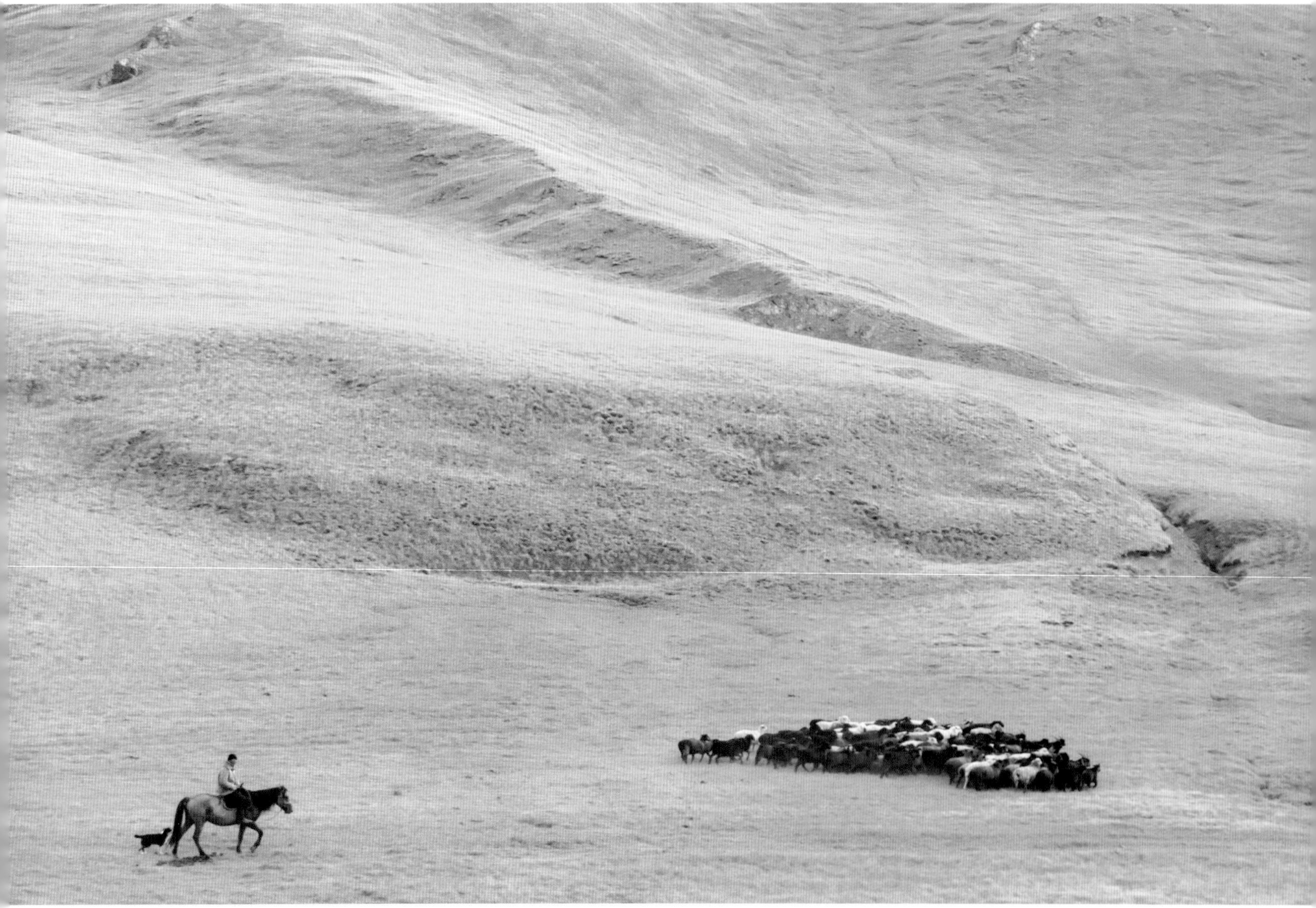

A estrada para o lago Kel Suu era tão ruim quanto a gerente do CBT sugerira, mas o pior era a completa falta de sinalização. Para não nos perdermos, utilizávamos uma mistura de GPS desatualizado com mapa físico obsoleto, sexto sentido e informação de transeuntes esporádicos que cruzavam o nosso caminho. Conforme nos aproximávamos da fronteira com a China, mais escassos ficavam os vilarejos e as pessoas, até que se extinguiram por completo, nos deixando à mercê da sorte. Parecíamos os únicos dispostos a explorar aquele canto do mundo.

Depois de horas em uma estrada de areia que não dava sinais de que levaria a lugar algum, chegamos ao posto policial, onde tivemos que entregar as cópias dos passaportes e a permissão para visitar a área de fronteira. Seguimos viagem completamente absorvidos pela beleza daquele paraíso particular.

Após algumas horas dirigindo na mais completa solidão, avistamos um homem a cavalo e fomos falar com ele. Estávamos empolgados com a perspectiva de estar diante de um verdadeiro nômade, e, depois de nos cumprimentarmos, perguntamos: "Você é nômade?!". Sem falar inglês, e confuso com o que dois forasteiros podiam estar querendo saber, o homem se esforçava para decifrar nossa mímica, que não devia estar muito aprimorada, já que a missão se mostrou um fracasso. Desistimos, nos despedimos e partimos novamente.

O sol começava a cair no horizonte, e notávamos cada vez mais animais surgindo ao nosso redor: cavalos selvagens corriam com suas crinas flutuantes, corujas voavam ao perceberem nossa aproximação e iaques tranquilos torciam o pescoço para acompanhar o movimento do carro. A vontade era aproveitar aquele cenário com calma, mas se as estradas já eram desafiadoras durante o dia, não queríamos nem imaginar como seriam no escuro.

The road to the Kel Suu Lake was as bad as the CBT manager had told us, and worse: there were no signs at all! In order to not getting lost, we used a mix of an outdated GPS map, a physical old map, our sixth sense as well as information from sporadic passers-by who we found along the way. The closer we got to the border of China, the more seldom we saw villages and people, until we no longer saw them at all, leaving us at the mercy of our luck. It seemed we were the only ones up to brave this part of the world.

After hours on a dirt road with no signs that would take us anywhere, we arrived at a police checkpoint, where we had to hand them our special permit to visit the border area, as well as the copies of our passports. After the stop, we carried on driving, completely absorbed by the nature of that peculiar paradise.

A few hours later, driving on the loneliest road, we saw a man on a horse and went after him to talk. We were excited with the perspective of being in front of a real nomad, and, after the casual greeting, we straightforwardly ask: "Are you a nomad?" Not speaking English and probably a bit confused by what these two outsiders might be wondering, the man strove to decipher our hand talks, which were very likely not at a high level, as the mission proved to be a failure. We gave up, said farewell and took the road once again.

The sun started to fall on the horizon and we noted an increasing number of animals coming up around us. There were wild horses galloping with their floating manes, owls flying around upon noticing us approaching and chilled out yaks shaking their necks in synchrony to the pace of our car. We felt like taking in the whole scenery very calmly, but if the roads were challenging enough during daytime, we didn't dare to even think about how it could be at night.

Logo antes do sol se pôr, avistamos outro homem a cavalo, que, com a ajuda do filho e do cachorro, tentava conduzir um rebanho para algum lugar. Descemos do carro para observar melhor aquela dança sincronizada que era interrompida sempre que um carneiro desertor tentava se afastar do grupo. Acompanhados do cachorro, pai e filho deixaram o rebanho para trás e vieram conversar com a gente.

Mais uma vez tentamos colocar em prática nossa habilidade de nos comunicar em uma língua desconhecida. Queríamos saber se eram nômades, para onde estavam indo, aonde levavam os animais, e se viviam em *yurtas*. Eles sorriam e diziam "sim" para tudo, sem parecer entender exatamente nossas perguntas. Em um gesto inesperado, o homem então nos convidou para dormir em sua casa. Normalmente aceitamos convites assim imediatamente, pois são as melhores oportunidades de aprender sobre a cultura local, mas estávamos correndo contra o relógio e sabíamos que, pela falta de comunicação, não conseguiríamos extrair muitas informações deles. Declinamos e, com as últimas luzes do sol sendo envolvidas pelas montanhas, partimos em direção ao lago.

Just before sunset we spotted another man on a horse, trying to lead a herd somewhere with the help of his son and a dog. We stopped and got out of the car just to appreciate that coordinated dance, which was interrupted every time a deserter goat tried to escape the flock. Alongside their dog, father and son left their herd behind and came in our direction to speak with us.

Once again, we tried to put into practice our "state-of-the-art" ability to talk with our hands. We had so many questions, such as if they were nomads, where were they going, where will they take the animals and if they live in yurts. They smiled and nodded to every question. In an unexpected gesture, the man then invited us to sleep in his house. We normally have no problems in accepting such invitations, as we know the best way to learn about a culture is through these interactions. However, we were running against the clock, and due to the lack of communication, we did not expect to get from him much information about them. We kindly declined and, watching the mountains encompassing the last sun rays, we parted towards the lake.

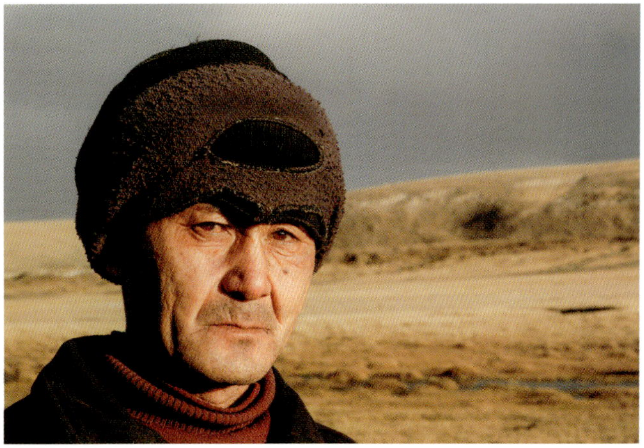

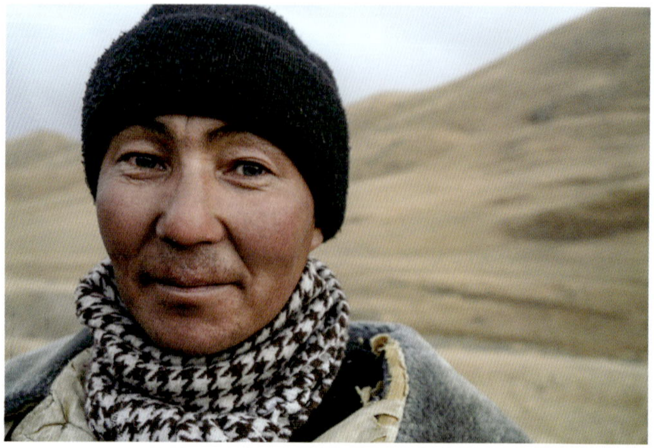

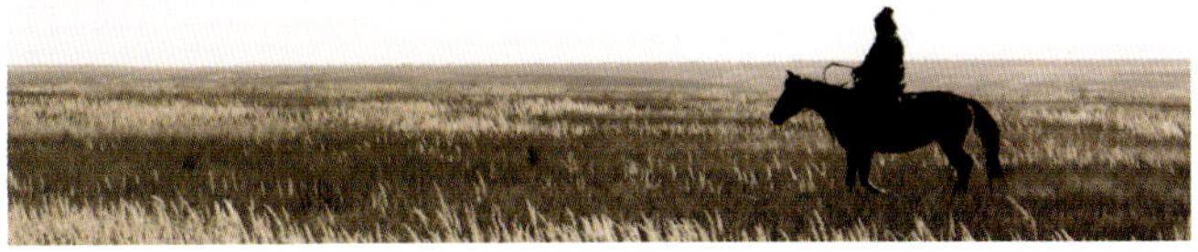

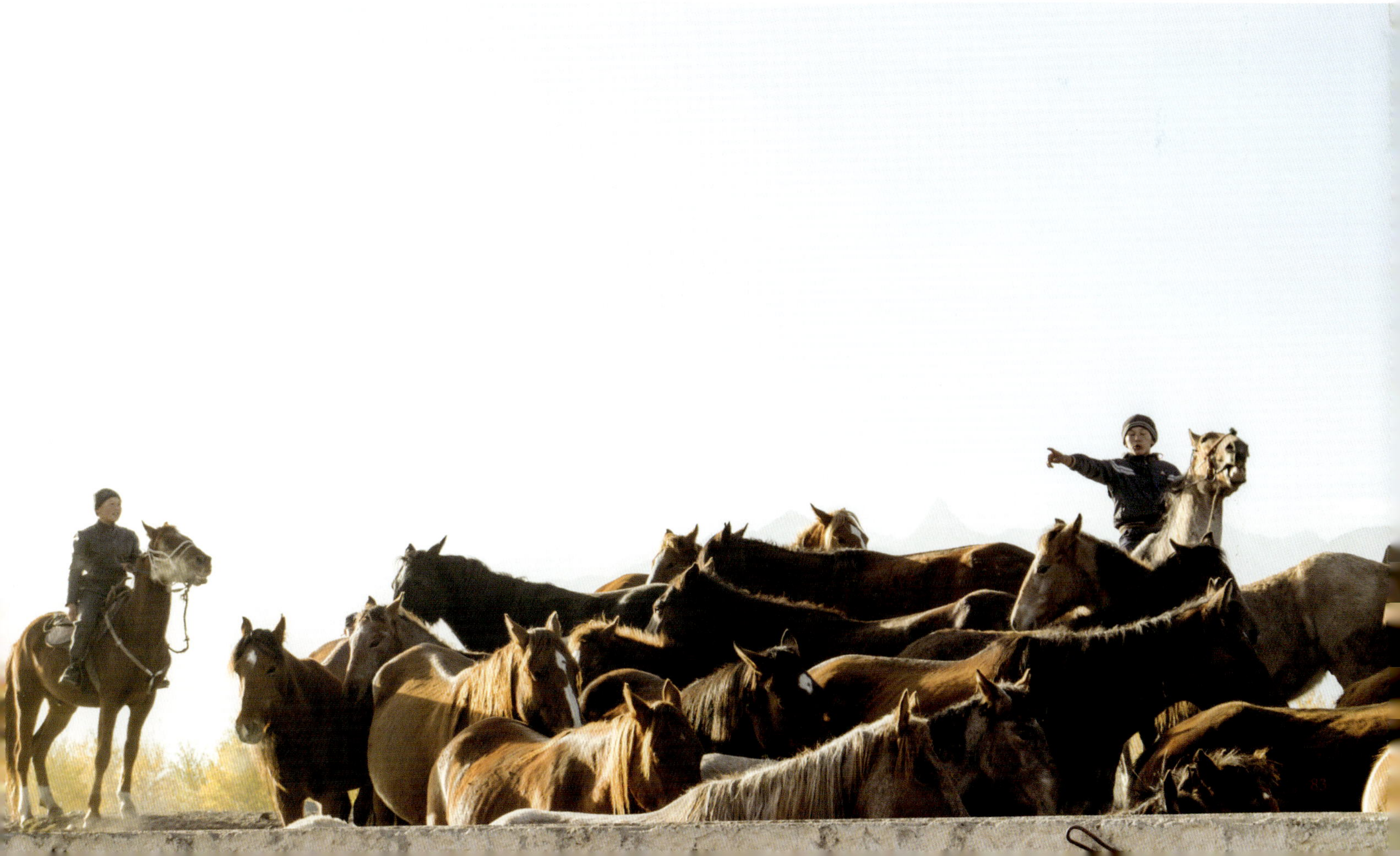

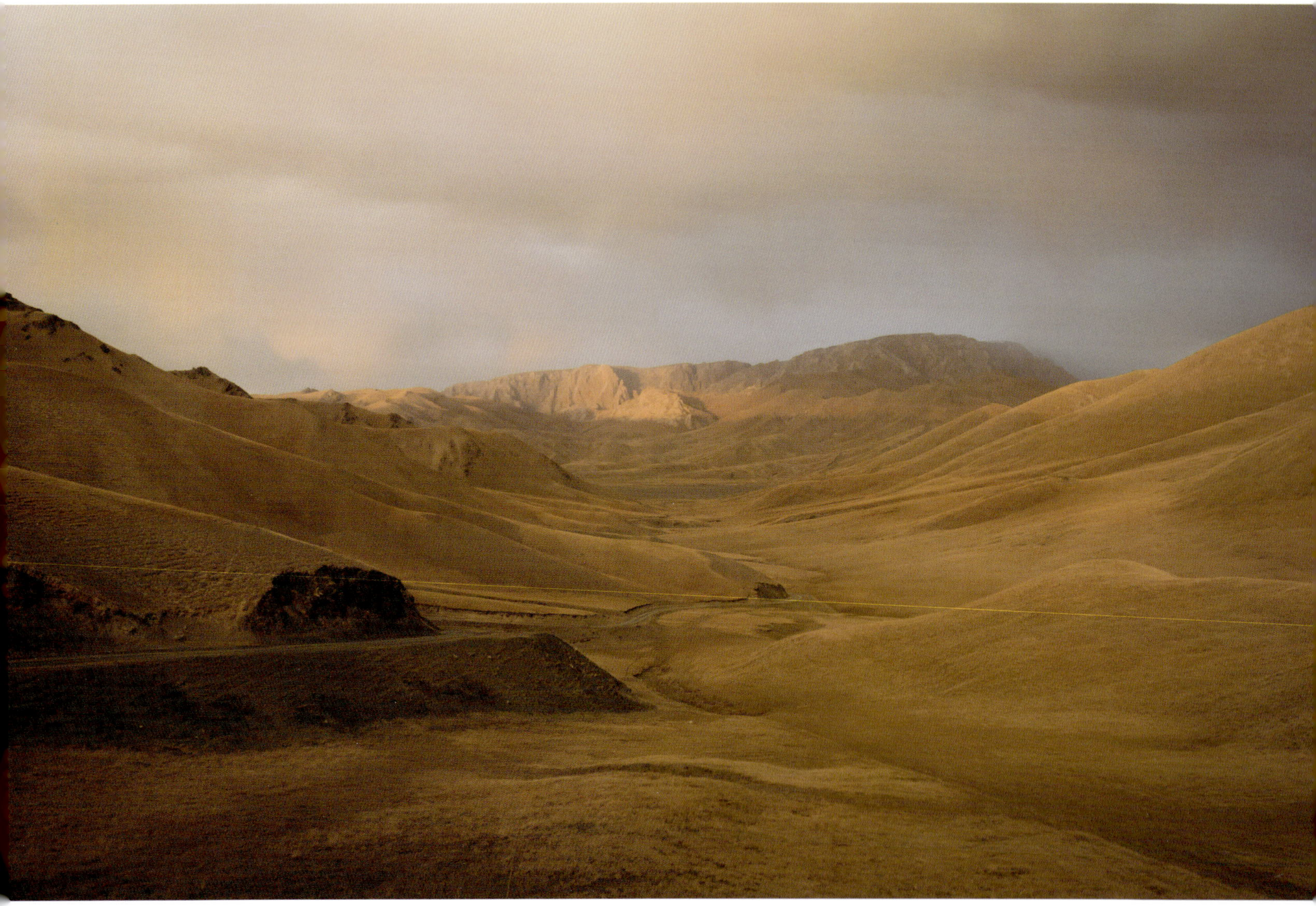

Poucos momentos mais tarde chegamos ao fim da estrada, e finalmente avistamos no horizonte as *yurtas* que tanto almejávamos. Paramos o carro e andamos em direção a um vagão de trem de aparência soviética que estava com as luzes acesas. Fazia muito frio, e a chaminé expelindo fumaça sugeria que aquele poderia ser um bom abrigo.

Batemos na porta e fomos recebidos por uma quirguiz um pouco desconfiada, mas que nos convidou para entrar. Sentamos em um sofá ao lado da mesa da cozinha improvisada, enquanto ela colocava três xícaras em cima do móvel. O fogão a lenha esquentava o ambiente e criava uma atmosfera gostosa, que apreciávamos ainda mais ao observar o frio que se instalava do lado de fora.

A mulher pegou a chaleira que estava no fogo, nos serviu chá e sentou-se conosco à mesa. Apesar de seu inglês bastante limitado, conseguimos nos comunicar com certa fluidez. Contamos sobre o nosso projeto e a jornada até então um pouco malsucedida buscando nômades na Ásia Central; ao que ela nos respondeu: "Meu nome é Jyrgal, e eu sou uma nômade do Quirguistão."

Shortly thereafter we reached the end of the road, and finally caught sight on the horizon of the yurt we had longed for. We pulled the car over and walked towards an lookalike old Soviet camp trailer with lights on. It was rather cold and the smoke coming from its chimney suggested it could be a good place to shelter.

We knocked on the door and were greeted by a slightly suspicious Kyrgyz woman who invited us in, though. We sat down on a sofa near the improvised kitchen while she placed three cups on the table. The fire of the wood stove warmed the room and created a pleasant atmosphere, which we appreciated even more as we saw the weather becoming colder and colder outside.

The woman took the pot above the stove, poured us some tea and sat down with us at the table. Although her English was rather limited, we managed to talk with certain fluency. We told her about our project and hitherto our not-so-successful journey looking for the nomads of Central Asia. At this moment, she replied: "My name is Jyrgal and I am a nomad woman from Kyrgyzstan."

## CAPÍTULO SEIS

# OS CINCO PILARES DO NOMADISMO

## CHAPTER SIX

# THE FIVE PILLARS OF THE NOMADISM

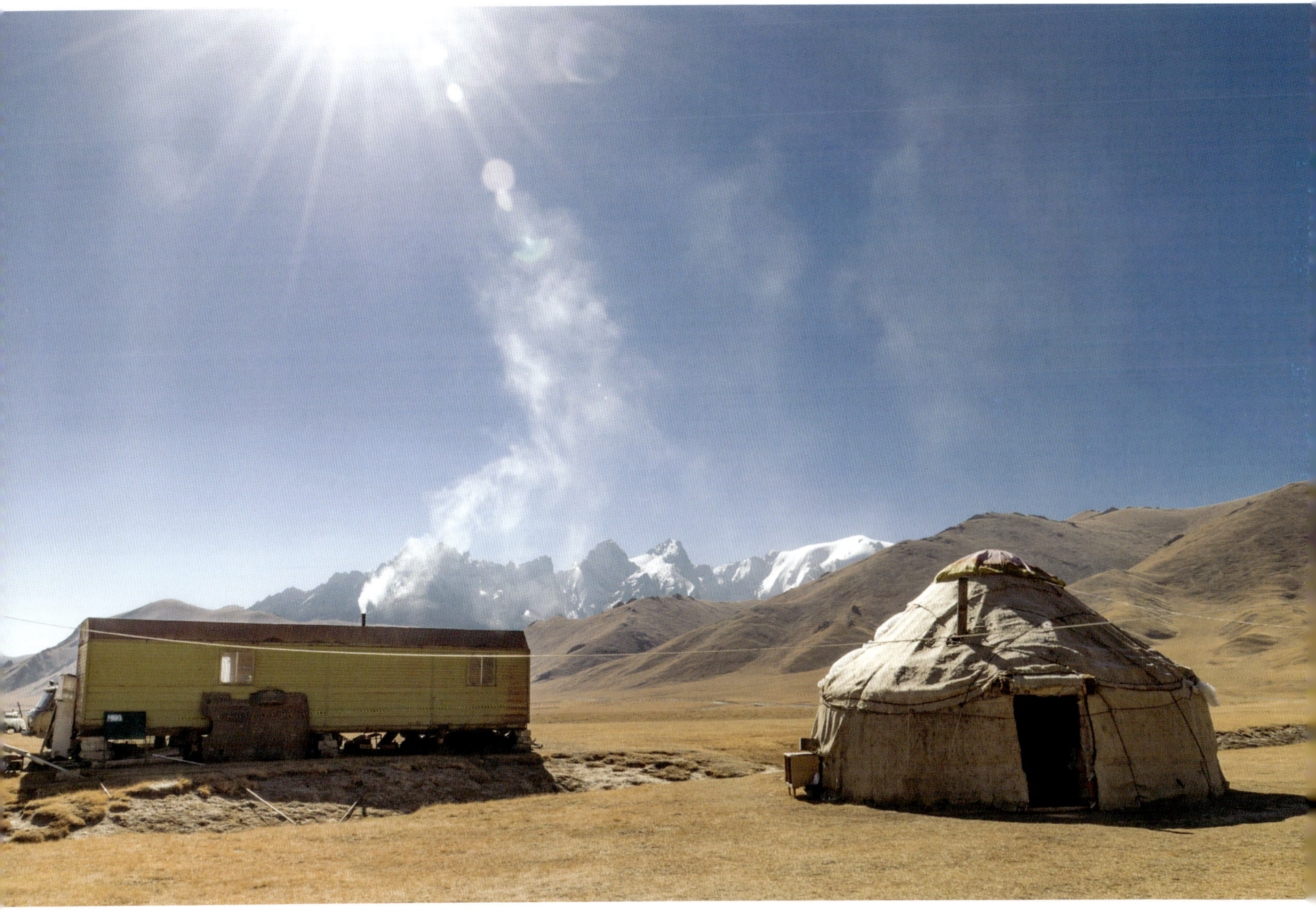

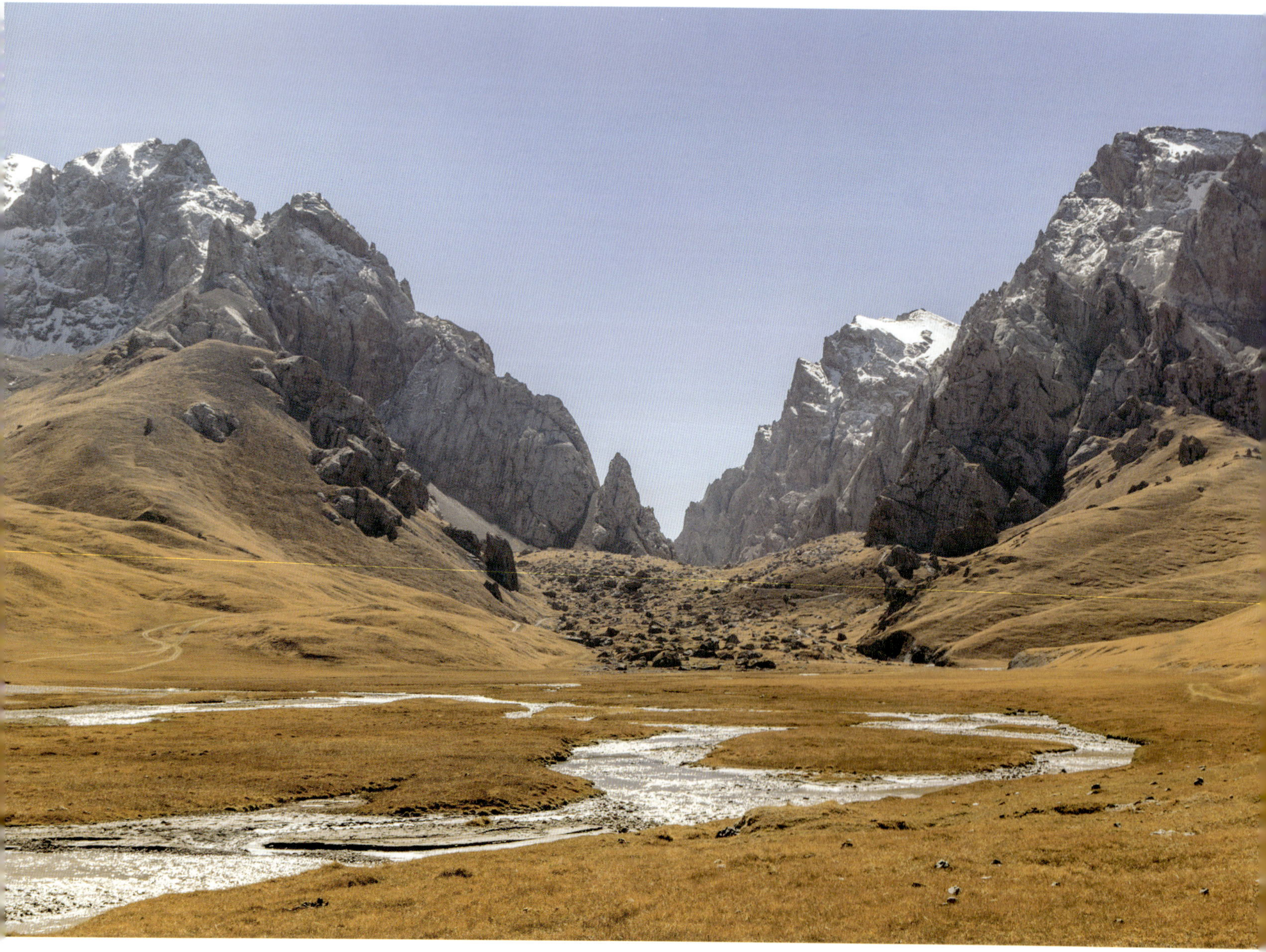

Passamos horas conversando com Jyrgal em seu vagão de trem convertido em casa. Ela se divertia com nossas perguntas e persistia até compreendermos todas as respostas, mesmo quando metade da explicação vinha em russo.

A comunicação era auxiliada pelos objetos da mesa, que davam contexto às narrativas: a faca era um cavalo, o açúcar, um rebanho, a garrafa de água, uma *yurta*... e assim, aos poucos, íamos desvendando o emaranhado de questões que havíamos formulado durante os últimos dois meses de viagem.

Jyrgal nos revelou que existem cinco requisitos fundamentais para os nômades, algo como "os cinco pilares do nomadismo":

• **o cavalo,** praticamente uma extensão da perna do nômade;

• **a água**, vital para cozinhar, preparar o chá e matar a sede dos animais;

• **o fogo**, necessário para cozinhar e se aquecer durante os meses mais frios;

• **o rebanho**, como de carneiros, por exemplo, que proporcionam lã, carne e cocô. Este último, um combustível natural que mantém o fogo aceso por horas;

• e a ***yurta***, ou casa do nômade.

"Onde existirem esses elementos, o homem poderá ser livre", profetizou nossa anfitriã.

We spent hours talking with Jyrgal in her train wagon turned into a house. She enjoyed our questions and persisted in answering until we fully understood all she had to say, even when half of the explanation was in Russian.

The objects on top of the table helped our communication, giving context to the script. The knife was the horse; the sugar was the herd; a bottle of water became the yurt and so on. And just like that, we carried on, bits by bits, unravelling the entangled questions we had on our heads during the past two months of our travel.

As casual as a morning talk, Jyrgal revealed us the five pillars of the nomadism:

• **the horse**, which is practically the extension of the nomad's legs;

• **the water**, pivotal to cook, make tea and give the animals to drink;

• **the fire**, necessary to cook and to heat the yurts during the colder months;

• **the herd**, needed for the wool, meat as well as the use of their poop, which turns into a coal that, as long as being organic, lasts for hours;

• and the **yurt**, or the house of the nomad.

"Wherever there are these elements, men can be free," prophesised our host.

Os nômades eram essencialmente pastores que mudavam de lugar conforme as estações, buscando sempre as condições ideais para si e seus animais. Durante o inverno se fixavam em campos chamados *kyshtoo;* na primavera, *jazdoo*; no verão, *jailoo*, e no outono, *kyzdoo*.

Atualmente a maioria dos quirguiz havia se convertido em seminômade ou então fixado por completo nas cidades e vilarejos, por conta das dificuldades do estilo de vida. Considerando que as temperaturas no Quirguistão ficam abaixo de zero durante grande parte do ano, era compreensível que as pessoas preferissem viver em casas aquecidas do que em *yurtas* no ermo. Mesmo Jyrgal havia abandonado a tradicional cabana nômade para viver em um vagão de trem com cozinha, eletricidade, cama e armário.

Ela nos explicou que a tradição, no entanto, permanece parte fundamental da cultura quirguiz, e é no verão que isso fica mais evidente, quando quase todas as pessoas deixam as cidades com seus animais e familiares e vão para os *jailoos*, ou "pastos de verão". Lá elas se reconectam com sua essência nômade, competem em jogos ancestrais, reforçam tradições que muitos jovens prefeririam abandonar (como ter que beber leite de égua para se curar das mazelas do clima), dormem em *yurtas*, etc.

Os nômades do Quirguistão haviam se adaptado a um novo estilo de vida, mas, segundo Jyrgal, a tradição jamais morreria: "A natureza é muito importante para o nômade. Nós a vemos quase como uma mãe, e nos sentimos pertencentes a ela em toda a sua extensão. Por mais que tenhamos abandonado um pouco da cultura, vamos sempre encontrar ocasiões para nos reconectar, e ensinar nossos filhos e netos a fazerem o mesmo."

The nomads are essentially shepherds who move in search of better conditions for themselves and their herd according to the season of the year. During the winter, they fixed in pastures called *kyshtoo*. At spring, they moved to the *jazdoo*. Over the summer, the fields they go are called jailoo, and in the autumn, they go to the kyzdoo.

Currently, most of the Kyrgyz people have either became semi-nomads or fixed themselves full-time in the cities and villages due to the difficulties of the nomadic lifestyle. Taking into account the temperature in Kyrgyzstan goes as low as below zero in the end of the year, it was rather understandable that people would prefer to live in heated houses than in yurts in the wild. Even Jyrgal herself had abandoned the traditional Kyrgyz mobile house to live in a train wagon equipped with a kitchen, electricity, bed and wardrobes.

Nevertheless, according to Jyrgal, the tradition remains an important part of the Kyrgyz culture, and during the summer that becomes more evident. At this time of the year, almost everyone leave the city with their family and animals to go to their *jailoos*, their "summer pastures". Over there, they reconnect with their nomadic essence, compete in ancient games, strengthen their traditions—which many youths chose to abandon, such as drinking mare's milk to prevent illness from the weather—they sleep in yurts and so on.

The nomads of Kyrgyzstan have adopted a new lifestyle. However, according to Jyrgal, the tradition has never died. "Nature is very important for the nomads. We see it almost like a mother to us, and we feel we belong to it throughout. Although we have left part of our culture, we will always find occasions to reconnect and teach our children and grandchildren to do the same."

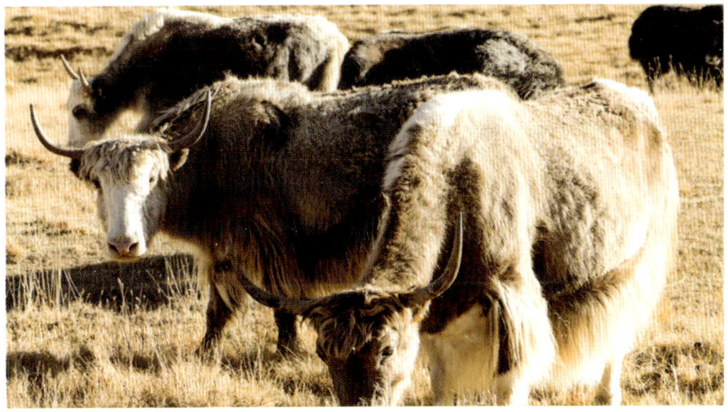

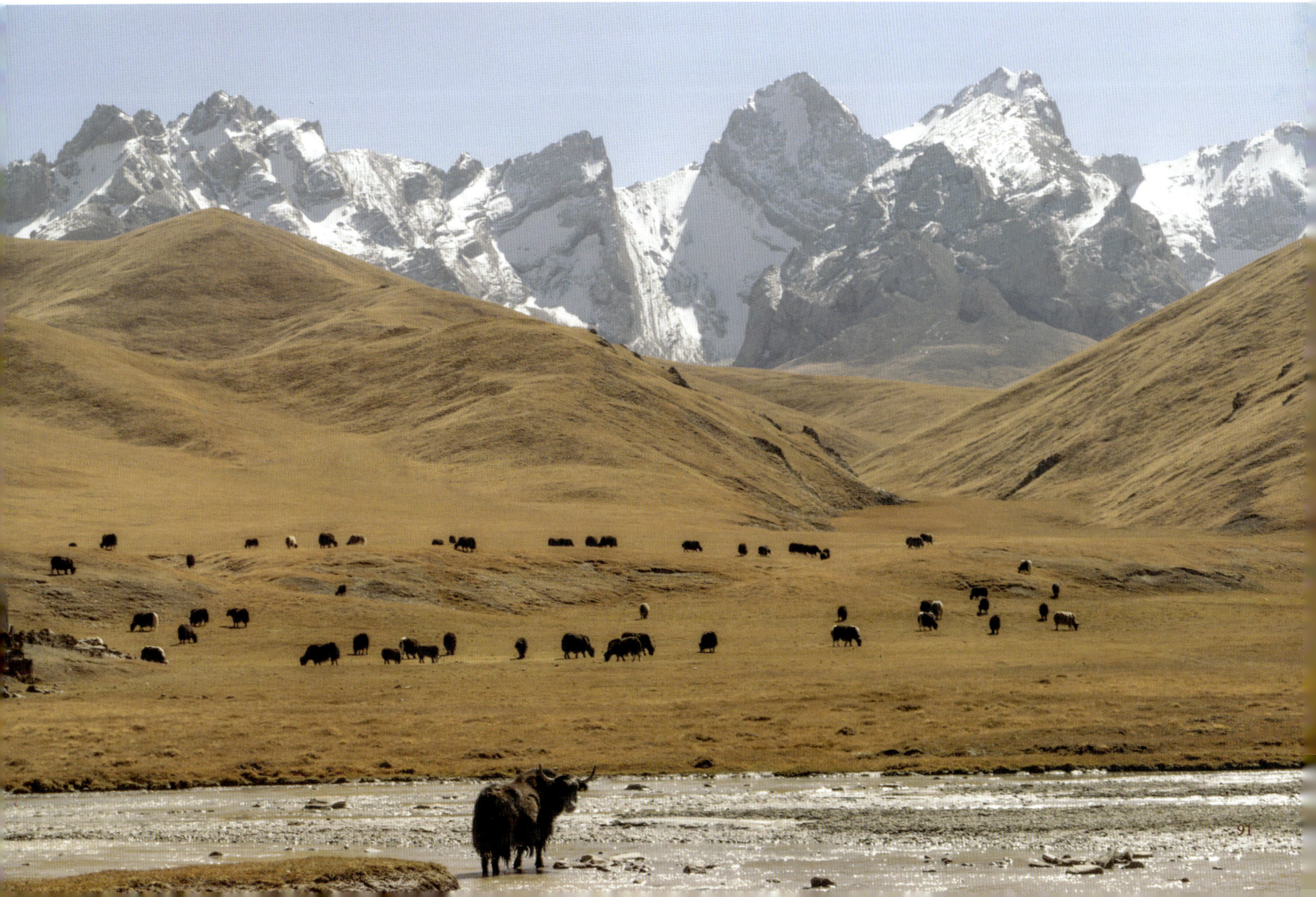

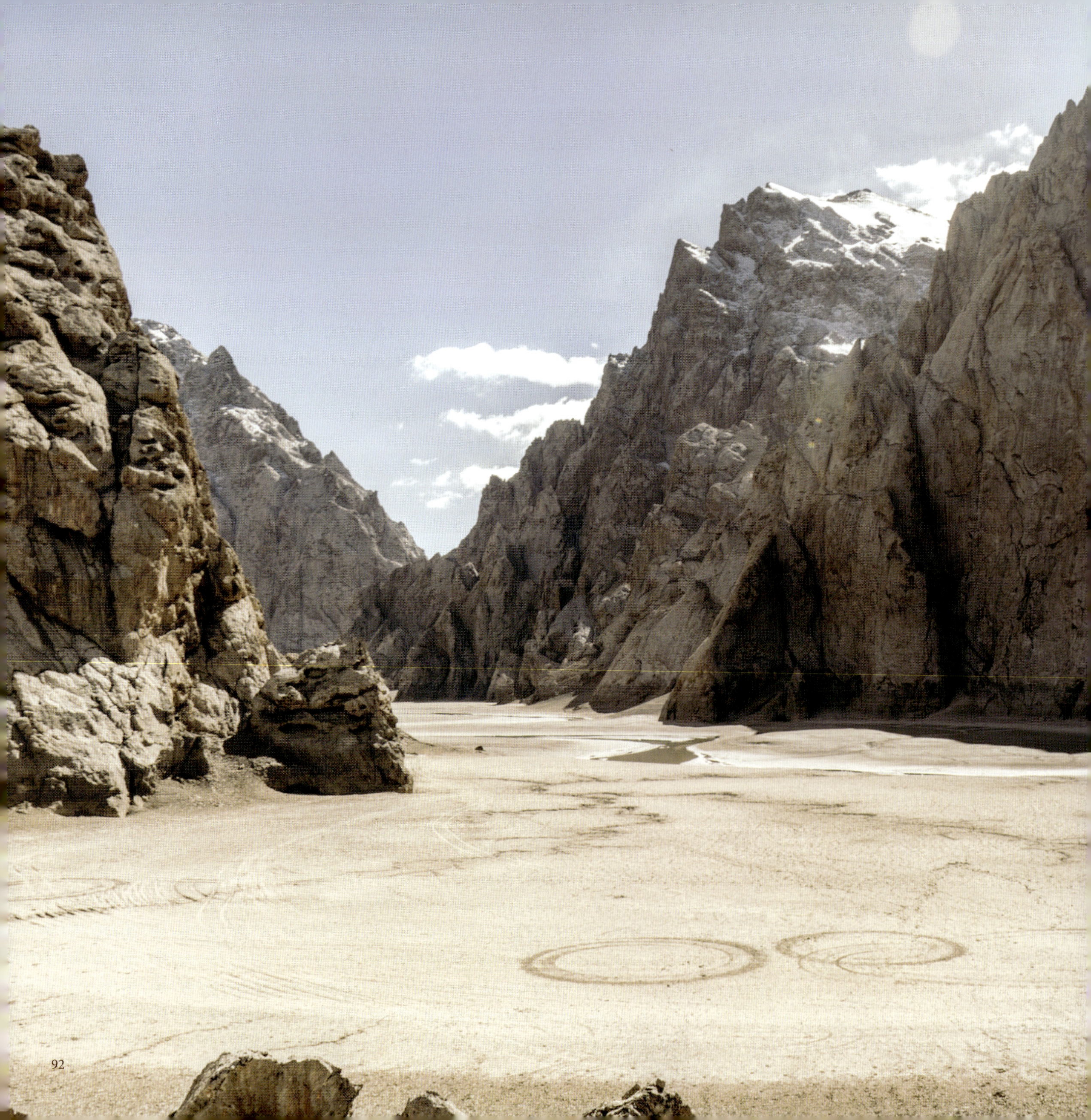

Naquela noite, dormimos em uma das *yurtas* que Jyrgal tinha do lado de fora de sua casa. Era nossa primeira noite em uma, e estávamos bastante empolgados com a experiência. Fazia um pouco de frio, mas a *yurta* adaptada tinha até um aquecedor a lenha dentro, que Jyrgal veio reabastecer no meio da noite para que não tivéssemos problemas.

No dia seguinte, voltamos ao vagão para tomar o café da manhã juntos, e em seguida partimos a pé para o lago Kel Suu. Estávamos a mais de 3.500 metros de altitude e o outono ali chegara mais cedo, tingindo toda a paisagem de amarelo. No caminho, passamos por muitos bois e iaques, uma ou outra *yurta*, mas não vimos nenhuma pessoa. Quem dominava o cenário era a natureza.

Chegamos às margens de Kel Suu ofegantes por conta dos efeitos da altitude, mas nossa ansiedade para conhecer um dos pontos mais bonitos do país foi logo substituída por uma visão inesperada: o lago estava seco. No lugar da água encontramos apenas a superfície coberta de areia, emoldurada pelas montanhas rochosas do local.

Kel Suu costuma secar a cada cinco ou dez anos, mas ninguém sabe explicar exatamente por quê. A versão mais convincente é de que se trata de um mecanismo natural do lago para se autolimpar sempre que começa a ficar cheio de algas, troncos e outras sujeiras. No ano seguinte à seca, Kel Suu retorna em seu maior esplendor, cheio de água e completamente translúcido.

Talvez fosse pela seca que não havíamos visto tantas pessoas na região. Sendo os nômades tão dependentes e integrados à natureza, não fazia sentido se fixarem ali num ano em que a oferta de água estava comprometida. A água, um dos cinco pilares do nomadismo, é tão valorizada pelos quirguiz que havia sido o símbolo

On that night, we slept in one of the yurts Jyrgal had outside her house. It was our first time sleeping in one of them, and we were excited for the experience. It was a bit cold outside, but her yurt had a wood heater inside which Jyrgal came to fill up in the middle of the night, so we would not have any problems.

The following day, we went back to her coach in the morning to have breakfast together and left by foot to the Kel Suu Lake. We were at about 3500 kilometres above sea level and the autumn had come a bit earlier this year, tinting the whole landscape in reddish-yellow colour. On the way, we passed through many bulls and yaks, one or another yurt, but not a single person. The nature dominated the full scenery.

We arrived breathless at the Kel Suu Lake because of the altitude, but also because of our anxiety to see one of the most impressive views of the country, just to be shocked by an unexpected surprise. The lake was completely dried. Instead of water, we found only a surface full of sand shaped by the rocky mountains of the region.

The Kel Suu Lake normally dries up every five or ten years, but no one really seems to know the reason. The most convincing version says it is the lake's natural mechanism of cleaning itself up as soon as it becomes full of wood, plants and dirt. The following year, the Kel Suu Lake goes back to be this mesmerising lake, full of crystalline water and completely translucent.

It could be for this reason we didn't see many people in the region. Considering the nomads are so dependent on water and merged with nature, it would not make sense to have them fixed over there when the supply of water was compromised. The water, one of the five pillars of the nomadism, is so valued by the Kyrgyz that it was the symbol of the World Nomad Games of

do *World Nomad Games* daquele ano. Na cerimônia de encerramento do evento, ao invés da tradicional tocha olímpica, o presidente do Quirguistão entregou ao representante da Turquia, país que sediará a IV edição dos jogos em 2020, um recipiente contendo água coletada das geleiras mais remotas do país.

Mesmo seco, Kel Suu era excepcional, e paramos às margens do lago sem água por horas, para admirá-lo e recuperar o fôlego. Ali, sentados nas pedras, pensávamos no quanto havíamos viajado para chegar àquele local tão especial. Estávamos a mais de 15 mil quilômetros da nossa casa em São Paulo, e ainda assim era como se pertencêssemos àquele lugar.

Por conta do estilo de vida itinerante que adotamos no final de 2014, era comum nos questionarem se não sentíamos falta de um "lar". E a verdade era que não. Durante esses anos vivendo sem base fixa, aprendemos a nos sentir intimamente pertencentes a todos os lugares por onde passamos, seja um quarto de hotel, uma barraca em frente ao mar, a casa de um amigo ou de um desconhecido. Era difícil explicar essa sensação para as pessoas, mas os dois meses viajando pela Ásia Central nos fizeram perceber que talvez fôssemos também um pouco nômades, e que não tinha nada de errado em querer estar constantemente em movimento.

Não estamos sós; representamos uma onda crescente de pessoas que trocam vidas mais regradas e tradicionais pelo desejo de estarem cada hora num lugar diferente, mesmo que isso signifique menos conforto. A jornada pela Ásia Central nos havia revelado que o nomadismo ancestral está desaparecendo, mas é inegável que em outras partes do mundo essa cultura itinerante ganha cada vez mais adeptos, de uma forma completamente nova.

mitigates ancient nomadism is also responsible for propelling a new wave of nomads, the so-called "digital"; people like us, who live without a fixed base and can work from anywhere, as long as they have a computer and a good internet connection.

If it is true that history repeats itself, who knows we are not in the middle of the nomadic culture renaissance, in a more 21th-century adapted form. A nomadism quite different from the traditional, though with also its peculiarities as well as its "pillars". The five pillars of the digital nomads:

• **a connection to the internet** that allows us to work remotely;

• **a computer and/or another gadgets,** which works as a mean of communication, expression and creation;

• a **projects,** that can finance this lifestyle;

• **a passport**, which unfortunately has the power to facilitate or to mark off travels;

• and, in our case, a **good story to tell,** as this is essentially one of our main motivations to carry on travelling.

As we were going back to our yurt, we smiled on the thought of what the creator of the World Nomad Games, Askhat Akibaev, had said to us back there on the very first day of the games: "*We are all nomads. This is our true essence. We were born this way and we will die this way.*"

He was right.

that year. During the closing ceremony of the games, instead of the traditionally Olympic torch, the president of Kyrgyzstan handled to the representative man of Turkey, the next country to host the Olympic Nomad Games in 2020, a box with defrosted water collected from one of the most remote glaciers of the country.

Although dried, the Kel Suu Lake was still superb. We stopped at the shore of the lake without water for hours just to admire it—and catch our breaths back. Over there, sitting on the rocks, we had a feeling of fulfilment and started thinking of everything we had gone through to arrive at that special place. We were at more than 15 thousand kilometres away from our home in São Paulo, and yet we felt we belonged over there.

As per our itinerant lifestyle we have adopted since the end of 2014, it was common to hear people questioning us if we don't miss "home". The truth is, we don't, really. During these years living with no fixed base, we learned how to intimately feel we belong to everywhere we go, whether it's a hotel room, a seafront tent, a friend's house or a stranger's house. It is difficult to explain this feeling to everyone, but those two months travelling through Central Asia made us realise that, perhaps, we are a bit nomads too—and there is nothing wrong in wishing to be constantly moving.

We are not alone. We represent a growing wave in the world, one of people who changes from a regular and traditional lifestyle to the desire of being in a different place every hour, even if it means less comfort. This journey through Central Asia taught us that ancient nomadism is dying out, yet it's undeniable that this new wandering culture is gaining more adherents in other parts of the world in a whole new way.

Interestingly, both phenomena have something in common: technology. The same modernity that

Curiosamente, os dois fenômenos têm algo em comum: a tecnologia. A mesma modernidade que mitiga o nomadismo tradicional também é responsável por impulsionar uma nova onda de nômades, os chamados "digitais"; pessoas como nós, que vivem sem base fixa e conseguem trabalhar remotamente, contanto que tenham à disposição um computador e uma boa conexão à Internet.

Se é verdade que a história se repete, quem dirá que não estamos diante do ressurgimento da cultura nomádica de uma forma mais adaptada ao século XXI? Um nomadismo bastante diferente do tradicional, mas que também possui suas peculiaridades e até mesmo "pilares". Os cinco pilares dos nômades digitais:

- **uma conexão à Internet** que nos permita trabalhar remotamente;

- **um computador e/ou outros eletrônicos**, que servem como canal de comunição, expressão e produção;

- **um trabalho** que financie esse estilo de vida;

- **um passaporte**, que, infelizmente, tem o poder de facilitar ou delimitar o deslocamento;

- e, no nosso caso, **uma boa história para contar,** já que essencialmente essa é uma das nossas principais motivações para seguir viajando.

Enquanto fazíamos o caminho de volta para a nossa *yurta*, sorrimos ao lembrar-nos do que nos dissera o organizador do *World Nomad Games*, Askhat Akibaev, ainda no primeiro dia dos jogos: *"Somos todos nômades, essa é nossa verdadeira essência. Nascemos assim e morreremos assim."*

Ele tinha razão.

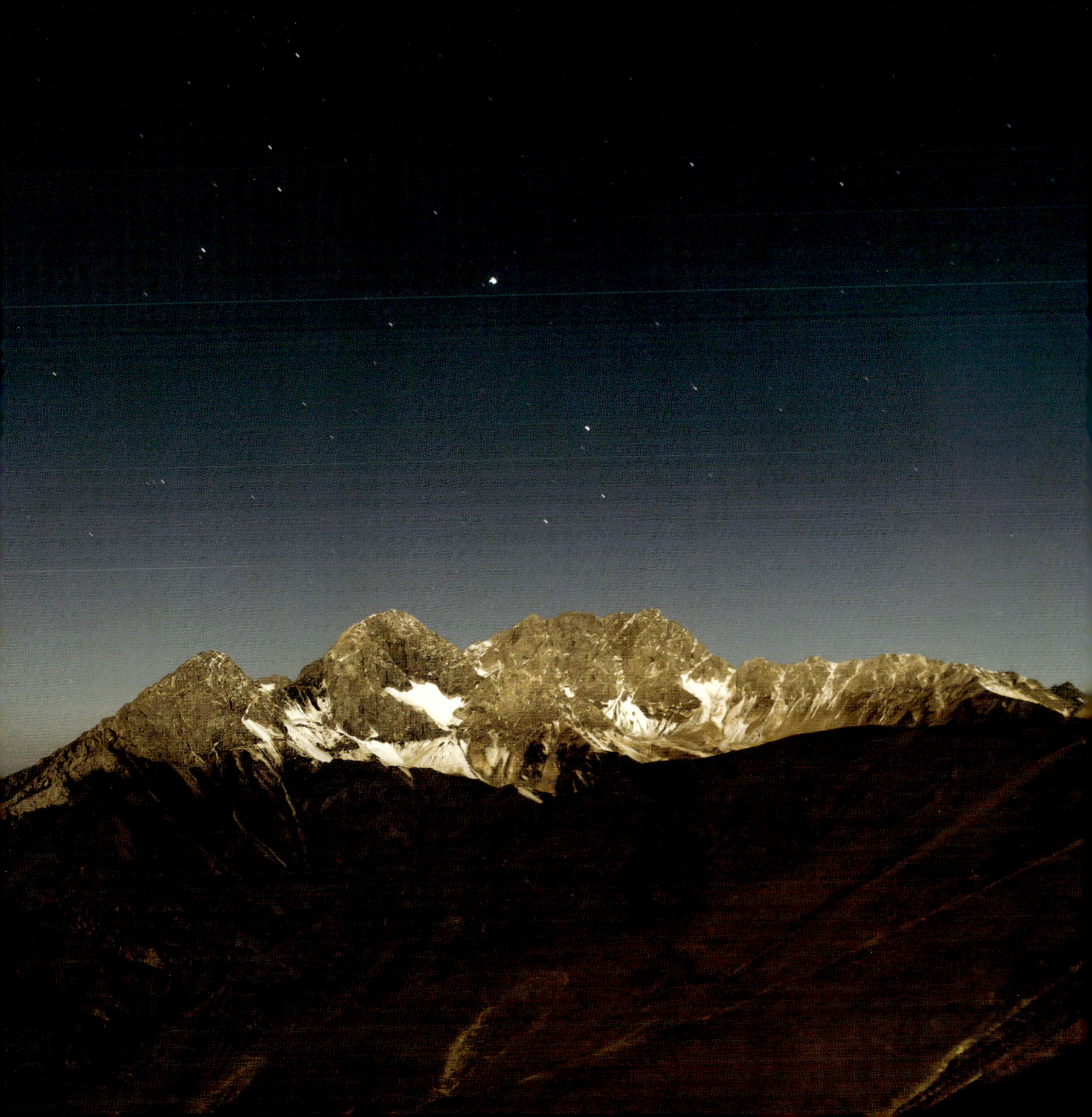

WORLD NOMAD GAMES

Em dezembro de 2014, nos despedimos de vidas bastante estáveis em Londres para nos lançar em uma viagem de volta ao mundo, que se converteu em profissão e dura até hoje. Talvez por nutrirmos um pouco dessa natureza itinerante é que sempre nos fascinou a cultura dos nômades da Ásia Central.

Em 2018, tivemos a oportunidade de cobrir um evento bem interessante, do qual nunca tínhamos ouvido falar antes, o World Nomad Games, uma espécie de Olimpíada para povos ancestrais que acontece a cada dois anos no Quirguistão.

Mais de 2.000 atletas de quase 80 nacionalidades se reúnem durante uma semana às margens do Lago Issyk Kul, no norte do país, para competirem em esportes exóticos de origem nômade. O evento também traz apresentações culturais que têm como objetivo dar visibilidade e preservar tradições milenares à beira da extinção.

O World Nomad Games foi um espetáculo, diferente de tudo o que já tínhamos presenciado, mas acabou nos deixando com mais questionamentos: quem eram os nômades, o que faziam, por que se deslocavam, de onde vinham e como resistiam a um mundo globalizado cada vez mais homogêneo? Resolvemos então nos lançar em uma busca pela história dos nômades da Ásia Central.

Durante dois meses, percorremos os cantos mais remotos do Uzbequistão e Quirguistão, entrevistando pessoas e tentando encontrar respostas para as nossas perguntas. Nos deparamos cidades milenares da Rota da Seda; um dos piores desastres ambientais já causados pelo homem materializado em forma de cemitério de navios; um importante museu escondido no deserto; lagos alpinos; caravançarais abandonados; muita hospitalidade e paisagens intocadas.

A jornada, repleta de descobertas, dificuldades e desafios, se revelou muito mais significativa do que havíamos previsto e, enquanto buscávamos pelos nômades da Ásia Central, acabamos nos encontrando também.

O desejo de compartilhar as histórias e fotografias dessa cultura tão singular e pouco conhecida pela maioria das pessoas, foi o que deu origem a "Nomadê", um livro que à primeira vista parece tratar de tradição e ancestralidade, mas que se mostra muito mais contemporâneo do que o leitor poderia imaginar.

On December 2014, we said goodbye to our quite stable lives in London to cast us to travel around the world, which turned into our profession and it is our current full-time job. Perhaps, because we somehow nurture this itinerant nature, the nomadic culture of Central Asia has always fascinated us.

In 2018, we had the opportunity to cover a rather interesting event, which we had never heard of before: The World Nomad Games. It is such as the Olympic Games, but based on ancient nations and it happens every other year in Kyrgyzstan.

More than 2,000 athletes of almost 80 nationalities gather for a week by the Issyk Kul Lake, north of the country, to compete in exotic sports of nomadic origin. The event also has cultural performances that have the goal of giving visibility, as well as preserving the thousand-year tradition on the brink of extinction.

The World Nomad Games were an amazing spectacle, unlike anything else we had ever seen. However, it left us with more questions than before: Who were the nomads? What did they do? Why did they keep on moving? Where did they come from? And, how have they resisted in an even more uniform and globalised world? So we decided to cast ourselves in a search of the nomads of Central Asia.

During two months, we went through the most remote corners of Uzbekistan and Kyrgyzstan, interviewing people and trying to find answers to our questions. We have come across the ancient cities of the Silk Route; one of the worst environmental disasters ever caused by the man, reified as a ship graveyard; an important museum hidden in the desert; alpine lakes; abandoned caravanserai; a lot of hospitality and pristine nature.

The journey, full of discoveries, difficulties and challenges, turned out to be much more revealing than we had anticipated, and as we searched for the nomads of Central Asia, we ended up finding ourselves as well.

The desire to share these stories and photographs of this such unique and little known culture was the main purpose of making the "Nomad", a book that seems to deal with tradition and ancestry at first, but it reveals itself much more contemporary than the reader could imagine.

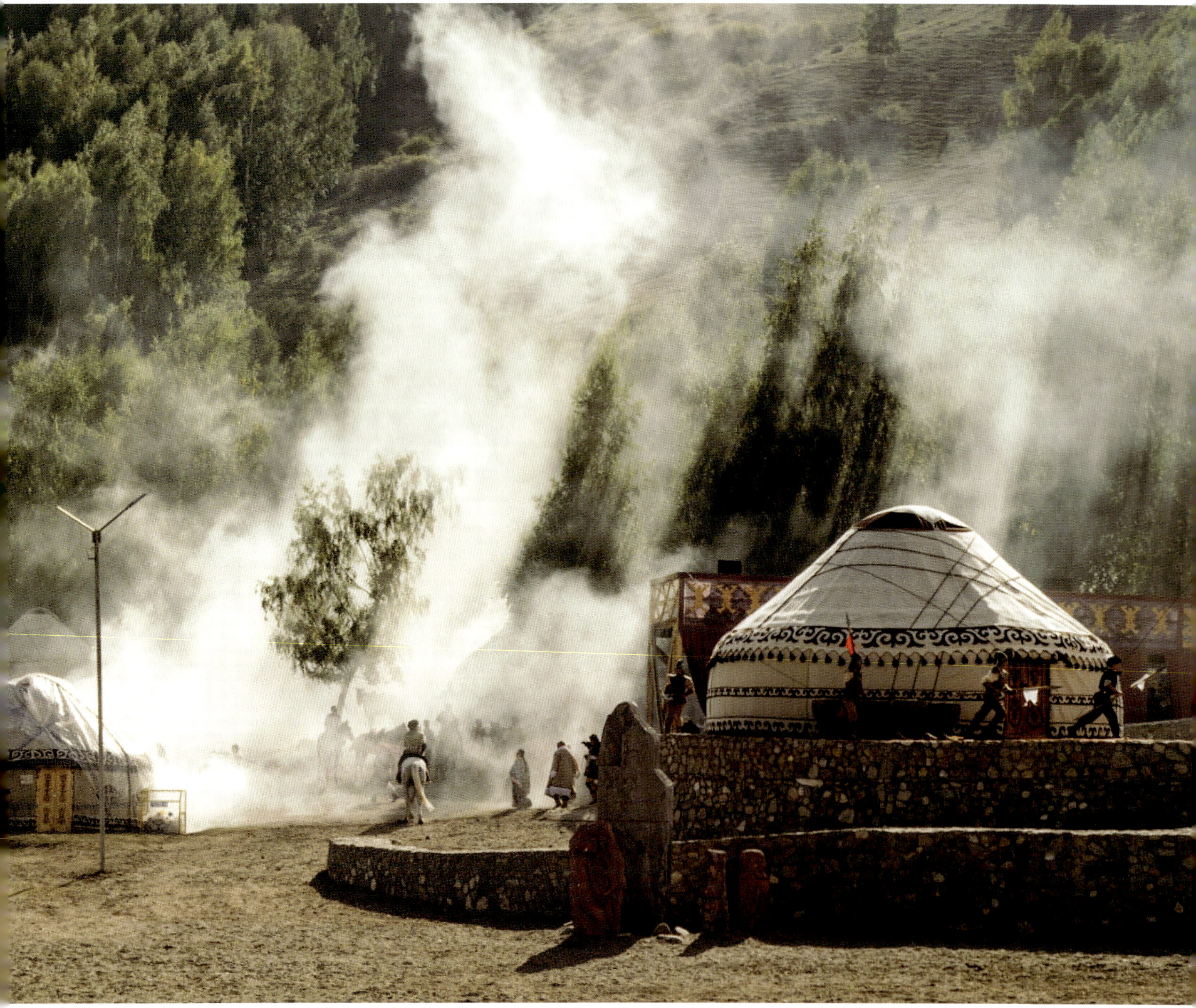

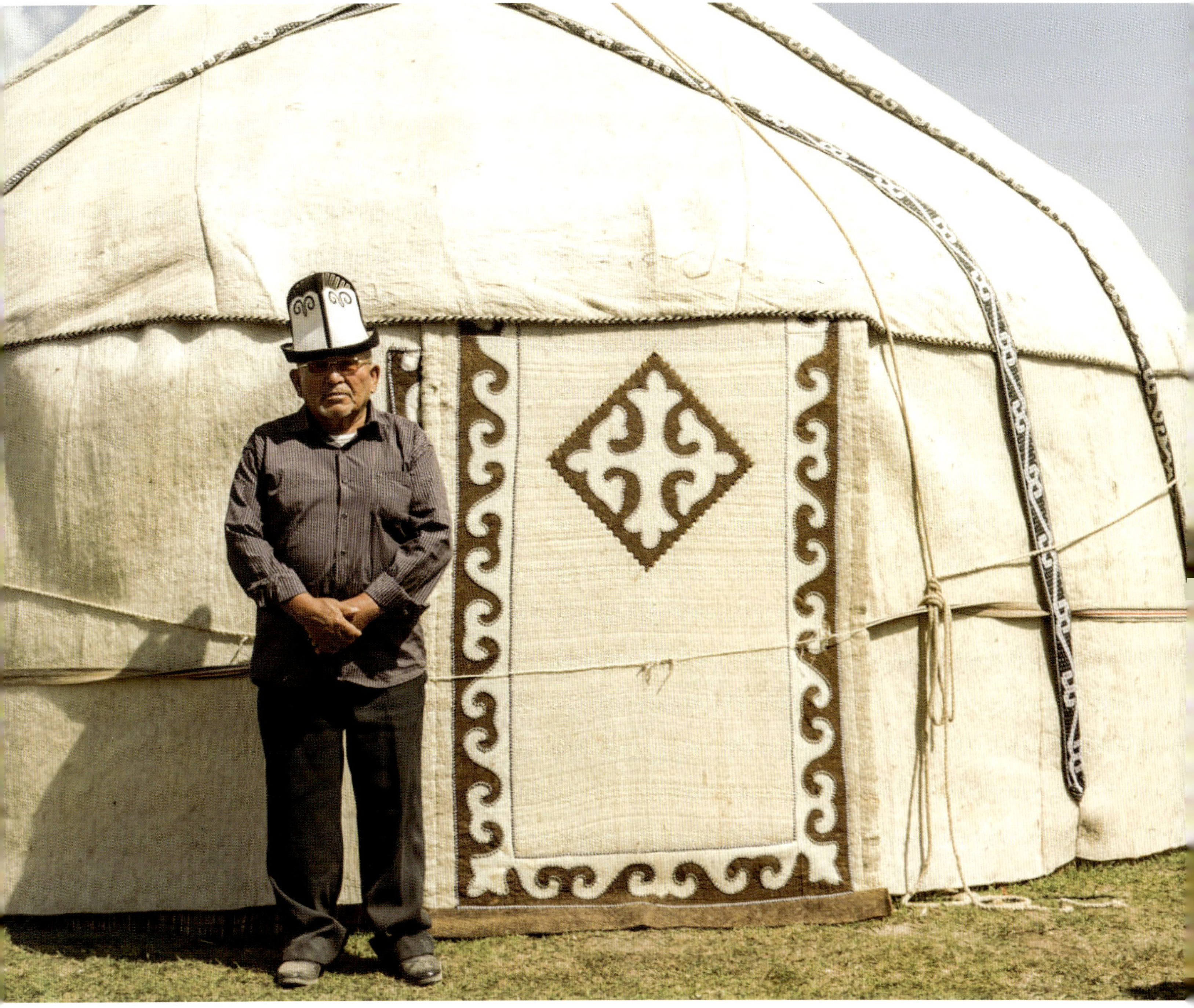

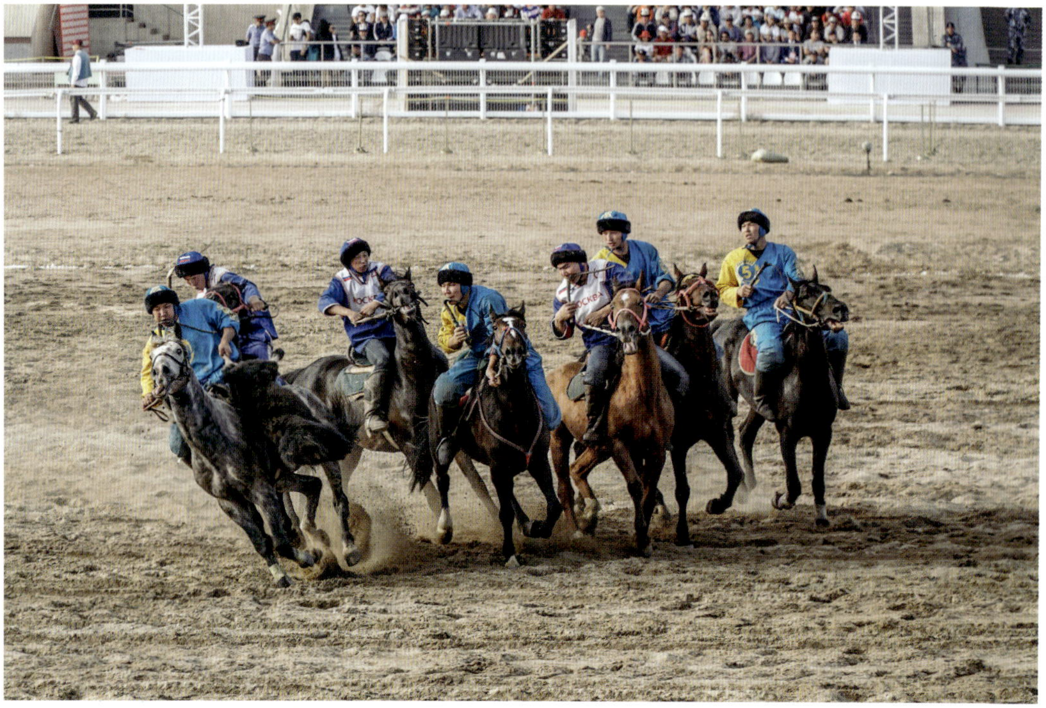

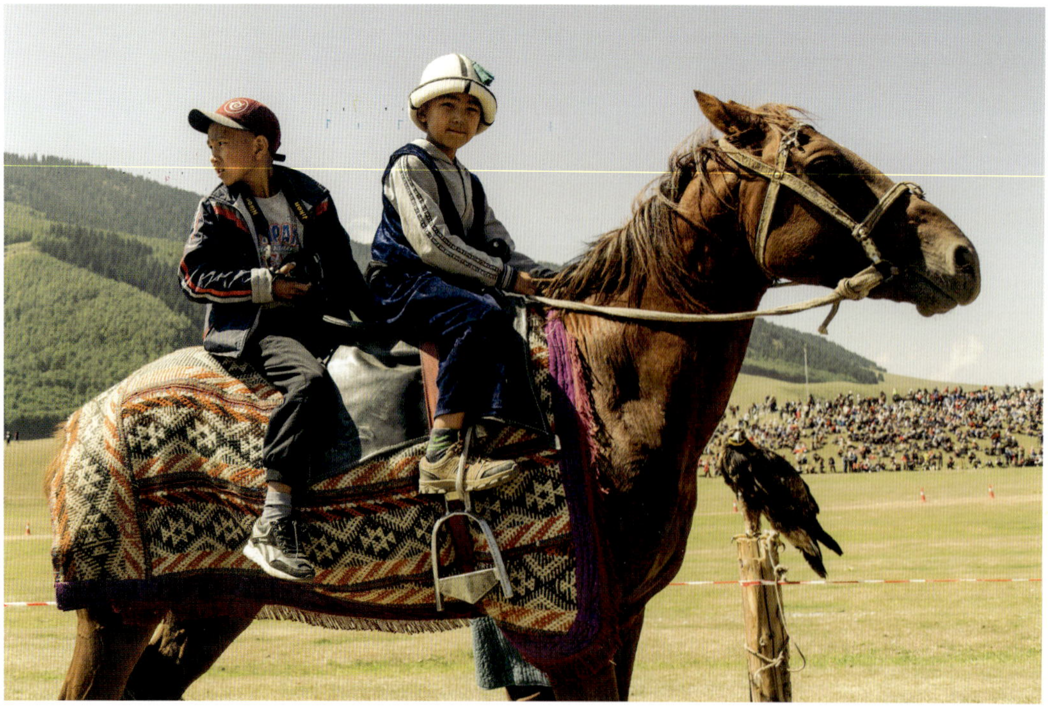

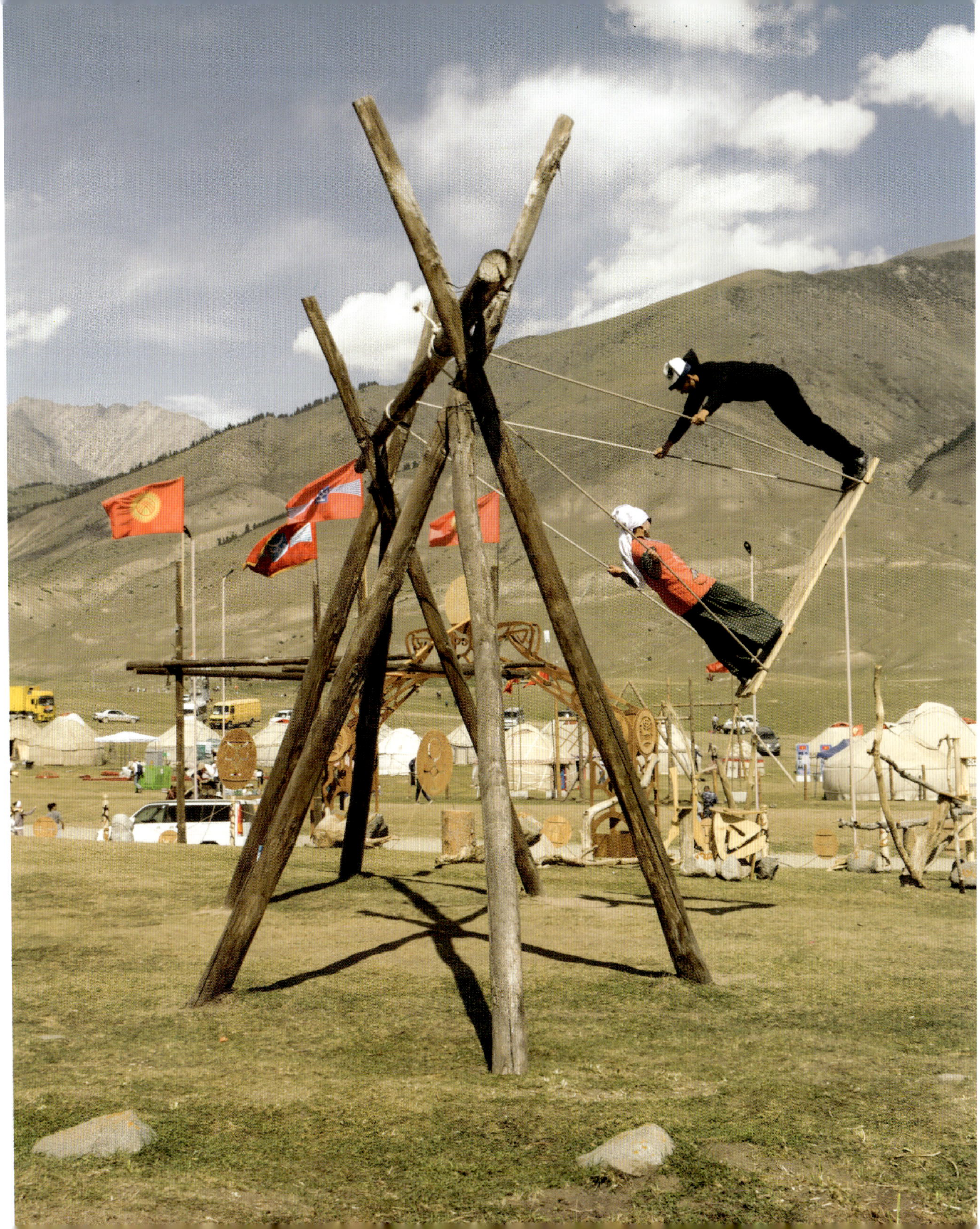

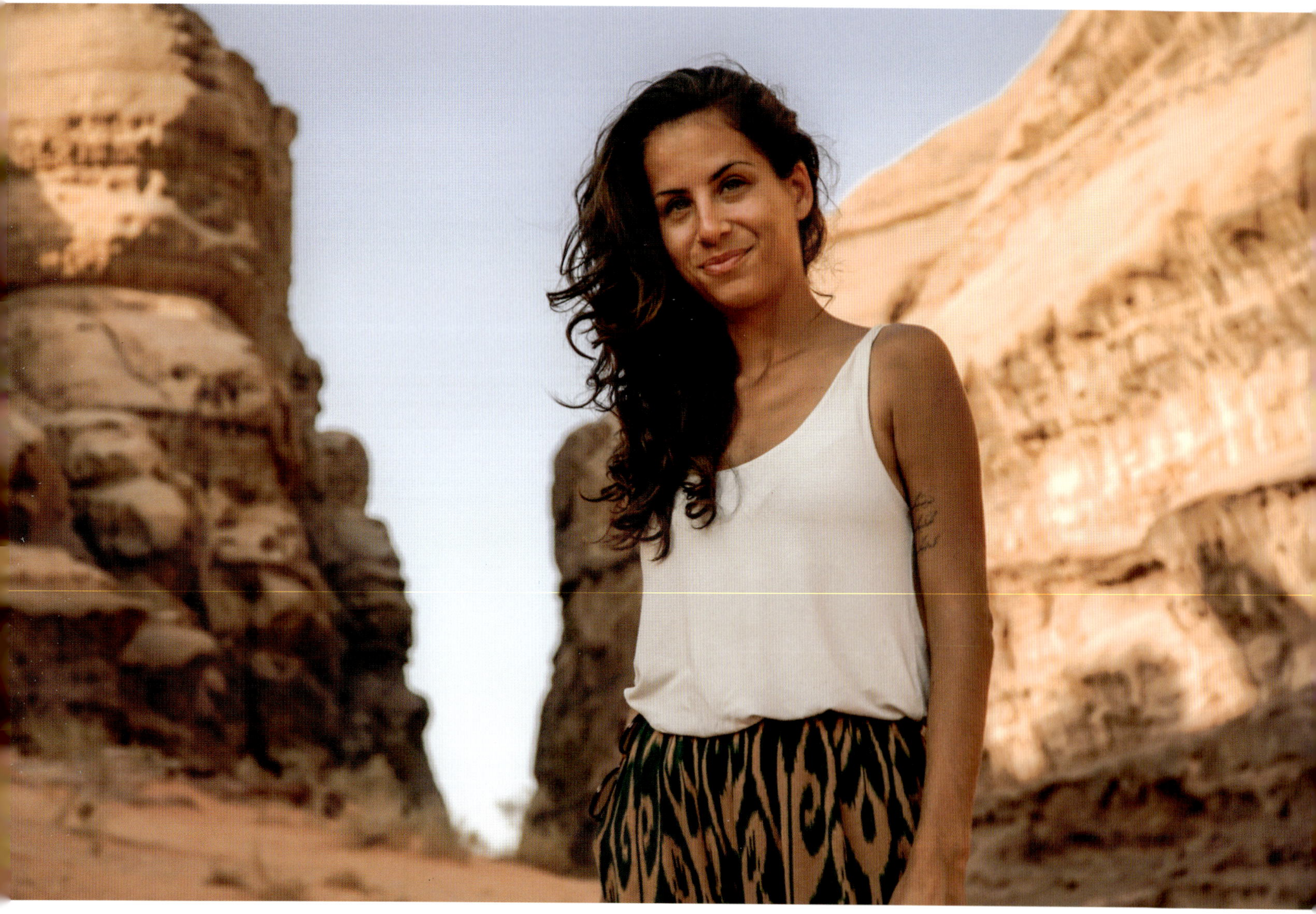

# FERNANDA KIEHL

Jornalista formada pela Universidade Presbiteriana Mackenzie, em São Paulo, Fernanda Kiehl trabalhou como assessora de imprensa em escritórios em São Paulo e em Londres. Com experiência nas áreas de turismo, cultura e gastronomia, integrou e coordenou os times de comunicação de chefs internacionais renomados.

Em 2015, lançou o site de viagens bilíngue MondayFeelings.com para reportar suas viagens pelo mundo ao lado do marido, o fotógrafo Tiago Ferraro. A jornalista também segue como freelancer e tem matérias publicadas na Europa e no Brasil. Com mais de 50 países visitados, a aspirante a fotógrafa já expôs seu trabalho em mostras no Brasil, na Itália e na Inglaterra.

Com interesse particular pelo papel da mulher em diferentes culturas, codirigiu três documentários, todos em fase de pós-produção: um sobre os nômades da Ásia Central, com previsão de lançamento para início de 2020; outro sobre as mulheres do Paquistão; e o último sobre uma improvável relação entre o Brasil e uma cidade no interior do Irã.

Journalist who graduated at the Mackenzie Presbyterian University in São Paulo. She has worked in Public Relation offices in both São Paulo and in London, and is an expert in the tourism, gastronomy and cultural industries, having integrated and coordinated the communication teams of renowned international chefs.

In 2015, she launched the bilingual website MondayFeelings.com to portray her travels around the world together with her husband, the photographer Tiago Ferraro. The journalist is also a freelancer and has works published in Europe and Brazil. Having visited more than 50 countries, the aspiring photographer has exposed her work in exhibitions in Brazil, Italy and England.

With a particular interest in the role of the women in different cultures, she co-directed three documentaries, all in postproduction phases. One is about the Nomads of Central Asia, scheduled for release early 2020; another, about the women of Pakistan; and the last about an improbable relationship between Brazil and a small town in the countryside of Iran.

# TIAGO FERRARO

Fotógrafo e documentarista brasileiro formado em Business & Management (First Class) pela Universidade de Greenwich, em Londres. Em 2015, fundou o site de viagens bilíngue MondayFeelings.com, para reportar suas viagens pelo mundo ao lado da esposa, a jornalista Fernanda Kiehl.

Desde então, já passou por mais de 50 países e teve seu trabalho exposto em mostras fotográficas na Inglaterra, no Brasil e na Itália. O empreendedor também possui a produtora audiovisual MF 360, que atende a clientes de diversos países nas áreas do turismo, gastronomia e lifestyle.

Recentemente, formou-se no curso de Documentário pela Academia Internacional de Cinema, em São Paulo, e no momento está trabalhando na finalização de três documentários em coautoria com a esposa: um sobre os nômades da Ásia Central, com previsão de lançamento para início de 2020; outro sobre as mulheres do Paquistão; e o último sobre uma improvável relação entre o Brasil e uma cidade no interior do Irã.

Brazilian photographer and documentary filmmaker graduate in Business Management BA (Hons—First Class) at the University of Greenwich, London. In 2015, he created the bilingual travel website MondayFeelings.com to portray his travels around the world together with his wife, the journalist Fernanda Kiehl. Since then, he has been to more than 50 countries and had his work exposed at photo exhibitions in England, Brazil and Italy.

The entrepreneur has also an audiovisual production company, MF360, that provides services to many clients in the tourism, gastronomy and lifestyle industries.

Recently he graduated from the course of Documentary at the International Academy of Cinema, in São Paulo, and is currently working in the postproduction of three documentaries in co-authorship with his wife: The Nomads of Central Asia—scheduled for release early 2020; The Women of Pakistan; and the last, a short documentary of an improbable relationship between Brazil and a small town in the countryside of Iran.

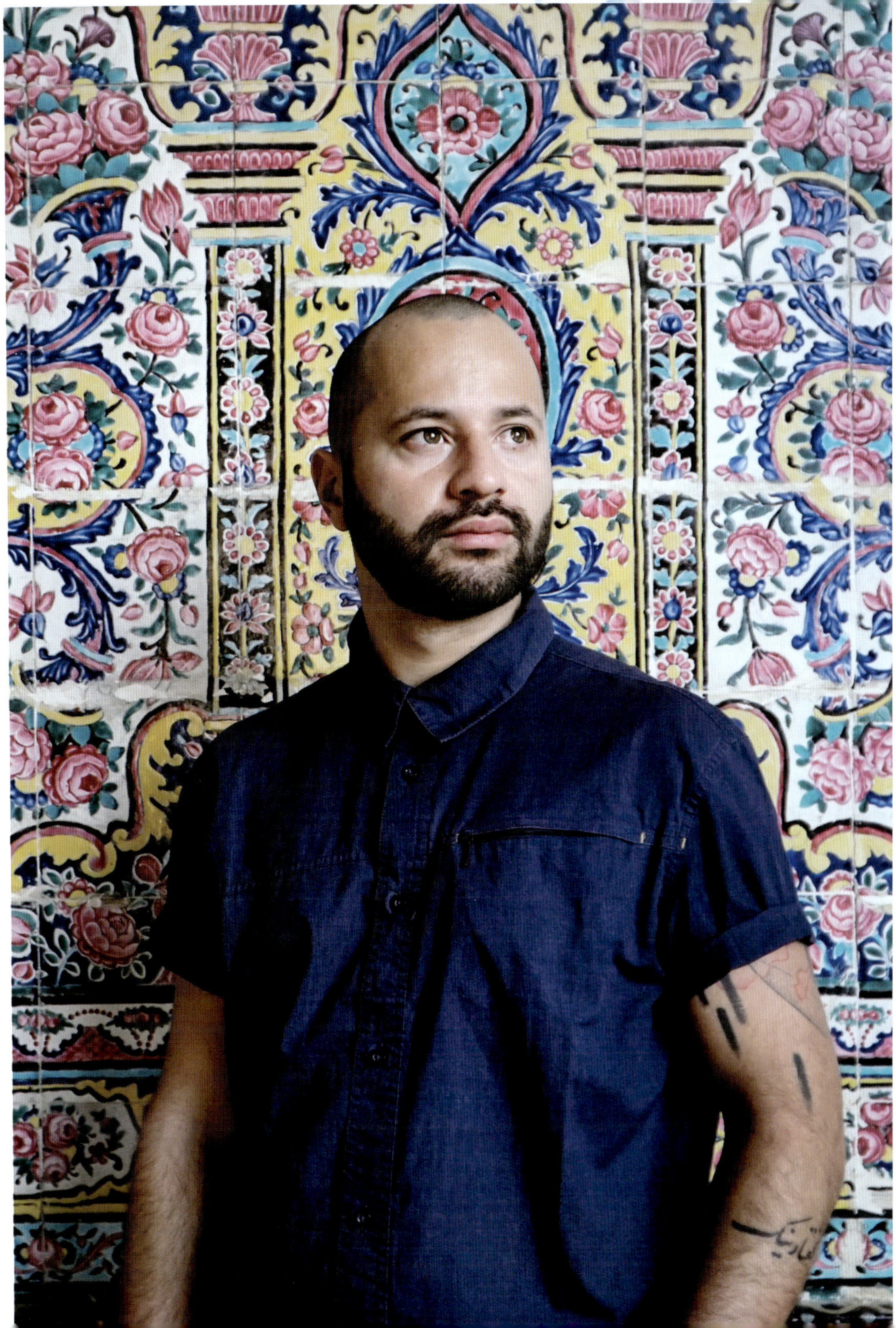